美丽·健康·时尚·优雅

这些提醒你要在乎

《天呐女人》节目组 编

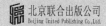

北京联合出版公司
Beijing United Publishing Co.,Ltd.

目　录

外界：由外而内保健康　／　111

习惯：多学两招利安康　/　177

身体：防微杜渐必有用

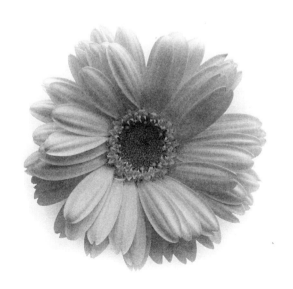

睡不着，别放弃治疗

失眠很普遍。有的人失眠写出了伟大诗篇：江枫渔火对愁眠。有的人失眠就数羊：一只羊、两只羊、三只羊……

对付失眠，有很多方法。比较初级的有食物助眠、睡前运动、摆放花草香薰、隔离外界干扰等。食物助眠，如喝热牛奶。喝热牛奶可以诱导人的大脑产生一些助眠物质，但作用很有限。睡前做几小时适量运动，产生疲劳感，也有一定助眠作用。摆放闻过味道后感到愉快、放松的花草香薰，也有一定助眠作用。但要注意，有些花草香薰会对人体产生一种刺激，或者导致人体过敏。还有人睡觉容易受外界声音、光线影响，因此对这种人来说，降低外面噪音、减少光线刺激对睡眠是有帮助的。

但是，如果失眠变成了一种病，就要尝试一些有治疗性作用的方法了。比如，大多数失眠的人长时间躺在床上睡不着觉，还有些人睡眠过程中经常醒，从而导致整夜睡眠时间不足。这时，病人感觉长夜漫漫，心里非常焦虑和痛苦。这样的病人就一定得找医生。

很多人是因为工作紧张或者家庭感情问题导致了心理问题，进而影响睡眠。有的病人，二十年都睡不好觉，因为二十年她都在执着于一段不好的感情；有的病人十几年前就睡不着觉，因为那时她离婚了，而自那以后她就再也难以睡好觉。遇到这种病人，首先要进行心理辅导，让她不要在意过去她很在意的事情，让她知道有些她觉得重要的事情其实并不重要。把她从之前的状态中解救出来，问题也就解决了一半。

　　但是，有的人的性格很难改变，这类人就容易产生睡眠障碍。比如容易情绪化，有一点事情就激动，那么睡眠自然受影响。这时，可以靠药物来调整。助睡眠的药物很多，如早期的安定、现在的褪黑素等。

　　随着睡眠科学的发展，安眠药主要经历了三代的发展。第一代是巴比妥类药，如苯巴比妥和水合氯醛。这类药比较古老，却功不可没。在早期的几十年中，它曾起到非常重要的作用，帮助很多失眠的人获得了比较高质量的睡眠。但是，这类药有副作用，一方面，它会抑制人的呼吸，在睡眠时安全性差；另一方面，吃药以后，人会浑身无力，有时行走困难。因此，在目前的失眠治疗中，这类药已经很少使用。第二代是安定类药，如氯硝安定、舒乐安定。这类药又叫苯二氮䓬类，安眠效果比第一代强多了，而且分短效和长效药；从治疗效果来讲，会根据病人的睡眠特点来选择，肌松作用也减少了。但是它抑制呼吸的作用还比较强。这样，有些人过量地吃安定类药，就会有生命危险。另外，安定类药虽然容易让人入睡，但入睡以后，睡眠质量并不高，而且会让人做梦的时间缩短。人体睡眠有这样的特点：每天一定要有一定时间的做梦睡眠。如果吃安定类药，做梦睡眠时间过短，一旦停药，人体就会产生反跳现象，在睡眠中出现很多做梦睡眠，人就会感觉睡不安稳，梦特别多，从而造成对药物的依赖。第三代是非苯二氮䓬类药，比如斯诺斯、唑吡坦、佐匹克隆。这类药催眠效果更好，而副作用，包括肌松作用、抑制呼吸作用等降得更低，安全性相对较好。老年人用药，多选择这类药。

　　针对一些短期失眠，可以使用第三代的安眠药。但是安眠药有一个共同问题，就是一般不能长期使用，长期使用药物作用就减弱了。所以，如果长期使用，就要在医生的指导下使用，或者几种药交替使用，效果才更好。

专家暖心提示

　　郭兮恒（北京朝阳医院睡眠呼吸中心主任）：使用睡前运动的方式催眠，要注意不要在临睡前运动，而要在睡前几个小时运动。因为运动以后，体温增高，人的交感神经易兴奋，反倒入睡困难。而在睡前几个小时运动，经过一段时间缓解，才可能对后期睡眠有一定帮助。

夜喵星人，你在干什么

　　晚上不睡，在干什么？好像很忙，答案无非几种：上网，刷微博，苦哈哈地值夜班……

　　还有一类潮流青年，叫"享夜族"，明明有睡眠条件，却不愿意睡觉。他们很享受夜晚带给他们的感觉，享受晚上的安宁、空旷，越夜越欢欣，即便晚上，也去做点事。他们中很流行一件事——夜骑，就是从晚上12点到凌晨3点骑自行车。晚上骑上赛车，戴上头盔，还有探照灯，一群人浩浩荡荡从城里骑到郊区，多酷，多享受！

　　不过，无论是享受，还是被迫苦哈哈地上班，虽然出发点不一样，可造成的结果是一样的，就是觉没有睡。于是很多人问，究竟谁偷走了睡眠？

　　有睡眠需求，又有睡眠条件，但自己故意不睡，医学上称之为睡眠剥夺。现在，很多年轻人夜里玩游戏、夜骑、玩手机等，就是睡眠剥夺。长此以往，人的整个生物钟就会紊乱，为以后发生睡眠障碍埋下隐患。

为避免出现睡眠问题，有人通过补觉来完成睡眠过程。这种情况在年轻人身上比较常见。一些年轻人工作不用朝九晚五，可能第一天熬夜加班很痛苦，第二、三、四天又根本不用上班，然后就在家蒙头大睡，睡到自然醒、不想睡为止。然而，这种补觉模式并不能完成睡眠过程。如果在一段时间内剥夺自己的睡眠而导致睡眠不足，那么这段时间睡眠不足对身体的神经系统、内分泌系统、消化系统以及心脑血管系统的影响，是不能够通过后面的睡眠来弥补的。所以，不提倡这样的睡眠形式。

还有人今天熬夜，第二天立即补觉，以为这种补觉在保质期内，是有效的。现实生活中偶尔发生这种情况，对健康影响不大。但在一个星期中有两天睡眠不规律，或者睡眠绝对不足，那么不管以后怎么补觉，睡眠问题都可能成为隐患。睡眠不是今天失去多少，明天补多少，就可以补上的。

但是，对享受夜生活的人来说，直接把生物钟启动为晚间做喜欢的事情白天再补觉的模式，也是可以的。只要生活和工作允许人晚间不睡觉，白天有充足的时间睡觉，常年维持这样的规律，比如有些人常年值夜班，对健康影响就不大。但要强调的是，大多数人不能做到这一点。而且夜间 10 点到凌晨 3 点恰恰是睡眠质量比较高的时段，如果把这段时间剥夺掉，那么用其他时间是很难弥补的。

如果在迫不得已的情况下不按生物钟睡觉，一周内睡眠绝对不足或者绝对不规律的情况超过两天，睡眠节奏就会被打乱，对以后的睡眠产生影响。

还是应该按照自然规律，该睡的时候睡，该起的时候起；至少要保持一个自己的生物钟，不朝令夕改。

专家暖心提示

　　郭兮恒（北京朝阳医院睡眠呼吸中心主任）：一个人如果在一个星期中要值两次以上夜班，就要注意，可能容易出现睡眠问题，特别是有些本身睡眠就不太好的人。

千奇百怪的睡眠病

　　根据睡眠门诊处统计，睡不好觉的人大概可以分为以下类型：睡不着的；睡不醒的；在睡眠过程中出现异常行为的，比如说梦话、动手打人、从床上掉下来等。

　　一个人看上了北京一套房子，买不起，就失眠了。其实，这并不是真正意义上的失眠，而只是出现了失眠状态，是心理问题。真正的失眠是一种病，是要找专家治疗的。

　　跟失眠相反，睡眠障碍中还有一种病叫嗜睡症。嗜睡症可以发生在各个年龄段，一般小孩比较多。这种病人表现出来的特点是想睡觉。他们其实晚间睡得很足，但到白天还嗜睡，而且不可克制，有时吃饭吃着吃着睡着了，有时骑自行车骑着骑着睡着了，或者开车开着开着睡着了。

　　除此之外，嗜睡症病人还可能有其他症状。一是睡瘫。好比老百姓说的"鬼压床"，躺在床上，在将入睡或醒来时全身不能动了。二是产生幻觉。躺在床上，在似睡非睡状态下看到一些根本不存在的东西。三是发作性猝倒。即在特别高兴和兴奋时，突然因下肢没有力量而跌倒，或者颈部没有力量而头歪向一边，或者睡着了。此外，这种病人还特别易怒。

睡觉打呼噜的人，也容易发生嗜睡。这些人晚间睡觉鼾声连天，看上去睡得挺好。其实，鼾声响亮并不代表睡得很香，他们睡眠质量并不好。这些人往往白天困得不得了。

正常人的睡眠结构曲线是"清醒状态—进入浅睡眠—进入深睡眠—再进入浅睡眠—进入做梦睡眠"这样一个循环过程。越往后循环，浅睡眠时间变得越短，做梦睡眠时间变得越长。因此，睡眠质量比较高的时段是前半夜，因为前半夜往往有深睡眠。而到凌晨，做梦睡眠时间变得更长，人早晨起来就会经常感到在做梦。一夜间，人的做梦睡眠要经过四到五次，也就是说每人每天可以做四到五个梦。

对于单纯的嗜睡症病人来说，他们的睡眠结构也可以表现为正常人的睡眠结构曲线，但白天还是会困。而睡觉打呼噜的人的睡眠结构曲线则有如下特点：浅睡眠时间比较长，主要是浅睡眠，而深睡眠和做梦睡眠时间都比较短，甚至整个结构紊乱，只有浅睡眠。睡眠质量的好与坏，主要看深睡眠和做梦睡眠的时间有多少——做梦并不是睡不好的标志，反而可能是睡得好的一个标志。这两个睡眠减少，就会导致人白天嗜睡。因此，睡觉打呼噜的人，尽管睡眠时间比较长，但睡眠效率很低。

失眠的人睡眠结构曲线特点表现为：睡眠潜伏期很长，难入睡，一旦入睡，又很难进入深睡眠，只停留在浅睡眠；即便有深睡眠或者做梦睡眠，时间也很短；夜里会醒很多次。

如果睡不好觉，白天的工作效率、记忆力、判断力，以及孩子的生长发育，就都会受影响。因此，患有睡眠病的人一定要治疗。其中包括"话疗",即通过说话、聊天来治疗。治疗时,要了解病人为什么睡不着觉,看他是由于精神紧张等心理因素,还是由于生活不规律导致生物钟紊乱了。

专家暖心提示

　　郭兮恒(北京朝阳医院睡眠呼吸中心主任):躺在床上全身不能动,但是有意识,这个状态在医学上叫睡瘫。患嗜睡症的人往往会有睡瘫表现。得了嗜睡症之后,应该到医院看看。

有种梦游要治疗

　　关于梦的话题,谈论最多的可能就是梦游了。

　　在大学宿舍那会儿,晚上我蒙头在被窝里面听音乐、看小说。凌晨两三点,忽然听见有动静,然后就发现旁边上铺的人从梯子上下来。我跟她打招呼,她一点反应都没有,然后她就在屋里走来走去,嘴里面还念念有词,过了一会儿,走了几圈,又自己上床了。第二天问她这件事儿,她说她什么都不知道。

　　现实生活中的梦游,往往会在一些儿童或青少年身上出现。正常成年人,如果有频繁梦游现象,就应该看医生。这是因为做梦时,大脑和身体实际上处于分离状态,大脑虽然演得特别热闹,但人体很放松。可是有些情况下,大脑控制出了问题或者发育还不完全时,就会使这种信号穿透隔离措施而表现出来。你在梦中去跑步，可能就真坐起来，然后去跑了。或者看到旁边的人睡着睡着，突然下床，做些活动，等等。

　　那么，什么是梦游呢？就大脑来说，大脑中有中脑。正常情况下，中脑里面有一个网状激活系统。睡眠过程中，激活系统不会激活，这样即使大脑活跃，信号也不会通过脑干传输出来。因为它关上闸门了。而有的情况下，闸门打开，人就会在梦中支配自己的活动，真的运动起来，这种情况就叫梦游。

　　民间有一种说法，说梦游的人，千万不要拍他，不要把他叫醒。如果在梦游时把他叫醒，他就会停留在梦游状态，被鬼附体。那么，遇到梦游的人，我们该不该拍醒他呢？其实，梦游的人，你理他也行，不理他也行，叫醒他也行，不叫醒他也行，一切以他是否即将发生危险为界限。保证他和周围人的安全，是基本标准。虽然不要叫醒梦游者这种说法，从科学上讲，也很有道理，但是如果梦游者在梦游过程中磕着、碰着或发生其他危险情况，就应该把他叫醒。电影《金刚狼2》里的罗根，就是在梦中跟人厮杀时，把自己的爱人杀死了。过去还有个医学生，梦游跑到解剖室里，咬尸体的鼻子——内容真假不考究，从理论上讲，这种事情是有可能的。遇到上面这种情况，就一定要叫醒梦游者了。

　　有些疾病和梦游没关系，但跟梦游类似，比如小孩夜惊、睡眠障碍（睡眠中总乱踢、乱打、乱动）和癫痫病。一说起癫痫病，我们就会想到口吐白沫、四肢抽搐，其实真正是这种情况的很少，大概只占到20%。癫痫发病可以有多种症状，有时和梦游症状重合在一起，很容易让人混淆，耽误治疗，特别是发生在青少年身上时。曾经有个病人患梦游症，到医院看，医生因为没看到他的发病现象，只听家长讲，就一直按照梦游做一些注意睡眠的治疗，结果看了一两年，病人却病得越来越厉害。后来医生看他的夜游录像，做脑电波，发现他其实是得了癫痫病，耽误了好几年。

那么，"鬼压床"算不算梦游呢？常听别人聊"鬼压床"，就是人还在梦中，但是已经快醒了，甚至周围一些声音都会传到耳朵里，却怎么也醒不过来。终于醒了却发现还在做梦中，然后醒了好几次。最终醒来，惊了一身汗。其实，这叫梦魇，并非梦游。梦游是别人看到的，而梦魇是自己感知到的。很多人有这种所谓梦魇的情况，这时人实际上处于睡得比较浅的状态，大脑和四肢是分离的，四肢不会动，是一种正常现象。这其实和大脑的功能有关，特别是对青少年来说。就是说这个时候，大脑在做梦，但已经很浅了，外面的声音可以通过听觉进来，被感知到，甚至有一个光路，也可以被感知到，但是大脑实际上还是完全在做梦中，这层封闭的隔断还没有被打开——封闭是正常的，要老打开的话，梦游的时候就会存在大量危险。这样的话，我们觉得大脑应该醒过来了，但是这层隔断还没有打开，我们自身就无法控制，无论如何也动弹不得。

专家暖心提示

周文静（清华大学玉泉医院神经外科副主任医师）：现在，社会发展让生活变得方便，最方便的就是我们都有智能手机了，很简单就可以录像。那么，当搞不清家中的孩子或身边的人夜游是正常现象还是病态时，你就可以用手机把它录下来。这样，医生一看就知道了，也避免耽误病情。

梦是大脑在编剧

常说"日有所思，夜有所梦"，那么，做梦到底是怎么回事？

做梦代表睡眠质量好。晚上忽然做了一个梦，梦见不经意间推开家门，发现门口走廊里放了一个大大的礼包，而且礼包里面都有一个更小的纸盒子，层层打开，最后那个礼物太让人心动了。不但晚上梦着梦着笑醒了，而且第二天对一切都充满希望和期待。所以说，有时候，一天的心情也许就从昨夜梦境开始了。

正常人一晚上会做很多梦。基本上，六到八小时的睡眠中，每隔一小时，就会出现一段集中做梦的时间。有人专门统计过，如果人正常地活到六七十岁，要做将近 10 万次梦。有的人说昨天晚上睡好了，一觉睡到天亮，一个梦也没做。事实并非如此。人睡着以后，貌似没有任何知觉，全身都放松了，但实际上大脑并没有休息。深睡时，脑电波会变得平静一些，但深睡到一定程度以后，脑电波又会活跃。单看脑电波，会说这个人可能没有睡觉，但实际上他睡得是最死的。这时会出现一个现象，就是他的眼球转来转去，即便闭着眼睛，眼球也会乱转。

有的人经常做掉牙的梦，往往会查一查《周公解梦》，以为这预示着家中有人——尤其是老人——要去世。其实，《周公解梦》不过是以前采集了很多梦，把梦见了什么，代表什么，做一简单对应。这种简单对应，并没有科学道理。从现在科学的角度来讲，梦到掉牙可能跟牙不好或其他疾病有关。

　　梦是大脑对白天或者过去的记忆，再加工、再记忆并重新加深记忆的过程。它可能会把一些过往题材重新提取出来。举个例子，小白晚上做了个诡异的梦，梦见她妈妈是指挥官，在他们小时候住的院子里，给她和弟弟下命令。当时，她妈妈把电动凳子给她，让她骑上去。凳子太大，小白的腿又不够长，就只好把腿从凳子下面斜插过去骑。小白和弟弟各骑了一个电动凳子，凳子的方向和高度可以控制。后来，外面发洪水了——小白小时候家里发过洪水。很多人在洪水里泡着，看见他俩飞，人们拿泥巴打他俩。最后，飞到一个房顶的时候，小白的凳子没电了，她就被摔到房顶上，又掉进水里。她不会游泳，就醒了。这就有可能是对过去记忆的重新提炼。小白把腿伸到凳子里去的姿势很奇怪，有可能就是她小时候在类似游戏里做过的动作，比如学自行车，个儿矮，腿够不到，就直接把腿从三脚架中间插过去骑。

013

　　现在的科学还无法完全解释梦境，所以我们对生活中每天发生的事情虽觉得熟悉，却从不知道科学根源在哪里。让我们知道和了解一下自己的身体密码吧。当知道更多的时候，有一天自己和自己玩儿，就会玩得很开心。

专家暖心提示

　　周文静（清华大学玉泉医院神经外科副主任医师）：一般来说，过了深睡期以后，若发现谁眼睛动了，他一定是在做梦，医学上称之为睡眠期的快动眼期。这时，人的肌张力是最放松的。正常人睡眠时，眼睛动得很有规律而且频繁。

梦境拉响健康警报

曾经有篇报道，说美国有一个科学家叫加菲尔德博士。他做过一个实验，调查了很多梦，进行归类，找一些相同点。最后分析得出结论：全球 60 亿人经常出现的梦境不外乎 12 种，而且这 12 种梦都是不太好的梦。

做梦可能预示着现实压力大。比如，有的人既不欠人钱，又不欠人情，但经常会梦见被追、被攻击的情况。当然，也有人梦见自己在追赶别人。实际上，这种紧迫跟生活压力和日常工作紧密相关。这是由于，现代社会发展节奏快，特别是在城市中，人们迫于生活的缘故，每天都有很多现实压力。

做梦也可能预示着疾病。总是梦到跟某器官相关的同一类型的疼痛，或者梦见自己关节疼、牙疼等，可能是这种疾病早期的一些信号。比如，总梦到自己喘不上气，或者被人捂住了，被勒住脖子了——从医学上讲，都是一种憋气。这可能就意味着嗓子眼儿处的小舌头比较肥大，或者因打鼾而呼吸暂停，再或者有一些呼吸系统疾病。

曾经有个病人三叉神经痛，典型感觉就是牙疼。而且他经常做一些牙疼的梦。去看牙科，牙科医生说："你的牙很好啊！"过了半年，他牙疼越来越厉害，就是三叉神经出了问题。三叉神经痛严重的话，得做手术，从耳朵后边把头打开，找到三叉神经，把周围的压迫解除。

很多疾病在特别轻微的情况下反馈的一些信号，会被大脑探测出来；如果没被大脑探测出来，就可能在梦中被发现。最常见的是梦到找厕所，几乎每个正常人都做过这样的梦。对成年人来说，一般是找不到，醒了，憋尿了；对小孩儿来说，可能最后找到了，醒了，一看，尿床了。之所以如此，是因为在憋尿时，膀胱会充盈，充盈以后，给大脑一个信号，大脑就会编一个关于找厕所的梦。小孩儿由于大脑功能不够完善，控制力弱，就会编一个找到厕所的梦，然后就尿床了。而成年人由于潜意识中还知道自己在梦里，就会编一个找不到厕所的梦，一直到最后清醒过来。

现在很多疾病发病早，年轻人得重病的情况比较常见。尤其是上班族，总不关注自己的健康。因此，年轻人经常做某些噩梦时，就要注意自己身体的某些部位了。比如，女孩子追求瘦，减肥，不吃饭，节食，得胃肠道疾病的特别多，就可能总梦见一些腐烂变质的东西，或者在梦中闻到一些怪味，甚至直接梦见自己呕吐。偶尔做这些梦没关系，但如果总做这些梦，比如每个月，甚至每周都超过五次，那就真应该去看一下消化科了。

专家暖心提示

周文静（清华大学玉泉医院神经外科副主任医师）：有些老年人有肺心病，呼吸不畅，白天他实际上有轻微的憋气感觉，但因为很多事情，就忽略掉了。而在睡梦中，大脑彻底放松，这种细微信号就会被感知到，然后编一个故事：我溺水了，我被人捂住了。实际上是有疾病了。

这样就能美梦成真

　　有人在梦里学会了游泳。乍一听，不可思议。但实际上，学东西，利用梦境这段时间，是可以达到一个更完善的状态的。

　　梦和记忆相关。如果不靠梦，很多东西就难以被记住。比如，上学时背英语、化学题等，都是在梦中不断加深记忆，第二天才能很好地记住的。

　　梦可以把某项技能加深一下，但是不会平白无故地生成一个新东西，只起到把曾经学过的东西进行加深和巩固的作用。所以，要想在梦中产生质的飞跃，还得有基础，白天得学。化学元素周期表的发明者门捷列夫，就是在梦中构思出化学元素周期表的。但实际上，这个工作他做了很久，而且做了大量基础工作，已经基本完成了，只不过还没有真正发现序列之间的关系。后来，由于梦的启发，他才发现了元素之间的排列关系。所以说，晚上的梦不是睡过去就浪费掉了，完全可以把它当成很有效的复习或者提高白天所学的关键性步骤。

　　有人说："我要多工作，多努力，减少睡眠！"其实，这并不明智。睡眠恰恰是对白天所学的巩固和加强，一个焦虑、睡眠不足的人，是不会有好记忆的。二战以后，美国专门有人对一些士兵做过调查。战场上的士兵由于经常不能睡觉，甚至有些士兵连续作战几天不合眼，又经常受到刺激，譬如炮火隆隆，因此，他们在战后综合征里就表现出了失忆。

要利用晚上做梦时间来提升自己的某种知识，前提条件是控制住自己的梦境。电影《盗梦空间》里讲一个人能够进入到别人的梦里去，通过别人的梦改变别人，这在现实中还不可能实现。但人类可以通过兴趣来控制住自己的梦境。很多家长逼孩子学这学那，孩子不感兴趣，是学不好的；但如果孩子感兴趣，晚上就会做一些相关的梦，一晚上六到八个梦里，他会把白天感兴趣的知识重新提取出来，重新加工，重新整理，这样，他的记忆力的确可以提高。

除兴趣之外，人们自身的一些习惯也能控制住梦境。睡前看非常恐怖的电影，晚上做梦十有八九跟它相关。很多女孩子晚上看恐怖片以后，做梦就会梦见。所以，睡前最好不要看恐怖电影或者做特别激烈兴奋的运动，这些对人来说，兴趣点都比较高。当然，可以放一些舒缓的音乐，比如贝多芬的《田园交响曲》。《田园交响曲》的音乐节奏和人的生理节奏很相近，确实可以影响人的心理活动，改善人的梦境。国内外都有一些专门的精神界或者心理学专家研究贝多芬的音乐。

由于不了解梦境是怎么回事，人们常会赋予它一些神秘色彩。有人曾经做了个梦，觉得在梦中发现了一个可以获诺奖的绝对真理，但是醒来就忘了。然后他就用药物把自己弄睡，立马又做梦。在第二次醒来那一瞬间，他挣扎着写下了一句话，觉得这下终于发现真理了。结果，醒来一看，上面写着：香蕉固然很大，但是香蕉皮更大。

专家暖心提示

周文静（清华大学玉泉医院神经外科副主任医师）：因为梦和记忆相关，因此提高记忆的方法就有两个：重复和兴趣。兴趣是最好的，它可以通过控制人的梦境，加深人的记忆。

你是扁平足高危人群吗

扁平足是一种生理缺陷，大部分人是先天生下来就有的。

判断自己是否扁平足，可以看足印——在家里的地上，脚底沾水，踩个脚印，看足内侧湿的地方大小。如果足内侧湿的地方特别大，就是扁平足；反之，则说明足内侧没有和地面接触，意味着有足弓，不是扁平足。

除先天性扁平足外，还有一些人的扁平足是后天得的。比如人老了以后，就像头发会变白，心脏功能不那么好了一样，脚也可能变成扁平足。再比如女人怀孕时，为把孩子生出来，身体会变柔软，关节会松弛，而体重又会增加，就容易把脚压塌，变成扁平足。当然其他一些病，如糖尿病、类风湿和足部骨折，也有可能引发扁平足。

很多人认为扁平足是一个很简单的足部改变，大不了当不了兵，因此不以为意。然而，足弓变扁平会带来很多问题。它不仅仅是脚上的改变，还能导致其他很多部位发生改变。它会导致脚上其他一些部位变畸形，比如拇趾外翻；还可能导致脚后跟疼痛、前足疼痛，甚至膝盖发生一些改变——变成扁平足以后，膝盖会内旋，非常不好看。对女孩子来说，最害怕的就是扁平足让腿形变得不漂亮。另外，腰椎也会因扁平足而变得不平衡。

不是所有的扁平足都需要手术治疗，对很多人来说，垫足弓垫就能起到立竿见影的效果。垫上足弓垫以后，脚基本不疼了，能走路了。当然，选择足弓垫要考虑几个因素：第一，足弓垫要和脚形大小一致。鞋垫是有大小的，要根据脚的大小来选择合适的足弓垫。第二，扁平足的程度，是否有症状。为预防发生症状，足弓支撑的高度也不一样。从侧面看，足弓垫的特点在于足弓部位高出一块，把脚顶上去，从而缓解扁平足的症状，简单说就是把足弓支撑起来，让受到伤害的肌腱韧带张力减轻一点，进而减低疼痛和损害。简而言之，不同的人要通过检查，选择最适合自己的足弓垫。

有的父母为避免孩子得扁平足，从小就给孩子垫足弓垫。这是一种误区。足弓垫在有些情况下必须用，因为变成严重扁平足以后，脚的姿势会发生明显改变，对生长发育有影响，这时一定要用足弓垫来纠正脚的位置，以便腿能够顺利发育。但是，足弓垫不是所有有扁平足的孩子都适合用。有些孩子，虽然从小就有扁平足，但是在长大以后没有任何症状，而且还可能转化为自身的优势，比如游泳的菲尔普斯、一百一十米跨栏的罗伯斯都有扁平足。现在医学证明，对于这类孩子，给他用上足弓垫，并不能改变他的足弓形态。

专家暖心提示

张建中（北京同仁医院足踝矫形中心主任）：一般来说，刚生下来的孩子没有足弓，足弓是孩子走路以后慢慢形成的。两岁的孩子没有足弓可能是正常的，他到了四岁或六岁，足弓就会慢慢形成，所以父母不必着急。

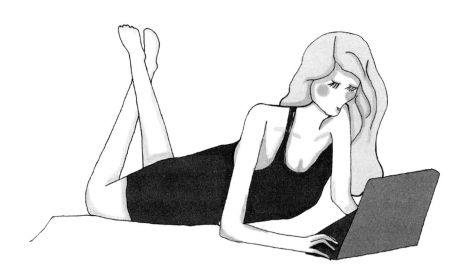

脚气爱找这样的人

如果有脚气的话，到足疗或者其他一些需要裸足走路的公共场所走动，就既让自己觉得难堪，又对其他人不礼貌。

脚气，医学上称足癣，是由真菌感染引起的。引起脚气的真菌主要有四大类。最常见的是红色毛癣菌——因其经培养基培养以后，产生红葡萄酒的颜色，所以叫红色毛癣菌。这类真菌是典型的亲人性皮肤癣菌，只在人身上待着，你传我我传你，而不会传给猫、狗等小动物。大概70% 的脚气，是由红色毛癣菌引起的。剩下约 30% 的脚气，则由须癣毛癣菌、断发毛癣菌、絮状表皮癣菌引起。

不同的真菌引起的脚气，症状却差不多。痒，是最大的问题。此外，还有蜕皮现象。一般来说，脚气最初出现于趾间，尤其是三四趾或四五趾间。刚开始蜕皮时，有的人痒，有的人不痒。这个阶段，好好治疗，效果最好；否则，慢慢地，整个脚底都会受累。但是往往这个阶段，倘若不特别痒，病人会以为只是脱点皮，从而忽略治疗。

脚气在临床上分为三个型。最常见的叫趾间型，就是脚气出现在脚趾缝里。还有一种叫水泡型，就是出泡了。这部分人也会痒，往往夏天比较多。剩下的一种叫角化过度型，病人表现就是皮肤有点厚，然后脱屑，到冬天，脚后跟会裂。如果脚部有这些表现，就可以判断它是脚气，要去看医生了。

当然，脚后跟裂这种现象，在老年人身上也常常出现。很多人以为是干脚症，其实这有一大部分是由脚气引起的。怎样区别干脚症跟脚气呢？如果在脚上查不到真菌，只是脚后跟裂，一般来说，这种情况就被诊断为足皲裂。这时，抹一些医学上叫角质剥脱剂的药，加水杨酸尿素就可以了；生活中则可以用软化剂、滋润剂，像护肤品。但是，如果脚后跟裂是真菌引起的，不用抗真菌的药，就永远好不了了。

一般来说，脚容易出汗的人，会得脚气。还有脚出汗多的人，比如运动员、矿工、士兵这一大类人群，脚气也比较容易感染。常年穿旅游鞋的话，得脚气的概率自然高些。

人容易得脚气，跟地域也有关系。比如，南方得脚气的概率明显比北方要高。过去，南方专门有一个名词叫"香港脚"，实际上指的就是脚气。

一些疾病也和脚气也有关系。最常见的是糖尿病，糖尿病患者容易感染真菌。因为真菌喜欢甜东西，所以，含糖分高的地方，容易长真菌。

不良的生活方式也和脚气有关。一些人每天洗澡、洗脚，直接用水冲一下，而不去搓死皮。实际上脚上死去的角质层，一定要用手才能搓掉。另外，洗完脚，把死皮搓掉以后，一定要用毛巾把脚趾缝擦干。这样，就不容易有真菌在脚上生长。

专家暖心提示

王爱平（北京大学第一医院皮肤性病科主任医师）：现实生活中，年轻女孩爱美，穿皮鞋不穿袜子。其实袜子有一定的吸湿功能，不穿袜子的话，走路一多，脚就总处于温暖、潮湿状态，有利于真菌生长。这样，就容易感染脚气或者使脚气加重。

一人脚气祸害一家

脚气算不上大病，但是受脚气困扰的人不在少数。最可怕的是，脚气不仅长在脚上，还可能传到人体其他任何部位。只不过传到不同部位，叫的名字不一样罢了。

首先，脚气可以长在脚的任何部位。趾间最多，然后慢慢蔓延至整个脚底板，再到脚背上。还有一半脚气，能波及趾甲，这便是老百姓常说的灰指甲。另外，尤其对男性来说，脚气还容易传到大腿根部，这时候叫股癣。到了夏天，大腿根部温暖潮湿，容易出汗，洗脚时不注意，抓了这个地方，就把脚气带过来了。再有的话，脚气还会传到其他任何光滑的皮肤上，比如腿上、四肢、面部、背上等，叫体癣；传到了手上，叫手癣；传到了脸上，叫面癣。

临床上，体癣的环形损害界线往往非常清楚。因为令脚气传染的菌有个特点：从中心往外长。一般，皮肤科医生一看就知道。如果想弄清楚是什么菌，可以从体癣边缘刮点鳞屑，然后在显微镜下检查。

脚气上的真菌既然可以满身跑，一些人对皮肤科医生就有所顾虑。众所周知，皮肤科医生在给病人看皮肤时，有一个共同特点，就是都会上手去摸，然后很仔细地检查。这样，他们便成为最易感染真菌的威胁体了。实际上，真菌感染皮肤是要有条件的。脚气之所以发病率高，就是因为穿鞋子容易温暖潮湿。而皮肤科医生担心病人怕脏，一般会戴一次性手套去摸病人，而且，在检查前后，也很注意洗手和消毒。这就有效地杜绝了感染。

预防脚气，主要是要保持干燥。一些人洗完脚以后不注意脚部干燥；还有很多男性的大腿根部容易潮湿温暖。这些，都利于真菌生长。平时，一定要注意保持这些部位的清洁、干燥。

另外，预防脚气还可以用一些抗真菌的喷雾剂。只要有真菌的地方，就可以喷喷雾剂。比如，有些鞋和袜子价格贵、质量好，不能因为脚气治好了就扔掉。这时，就可以用一些抗真菌的喷雾剂，喷到鞋子里边。抗真菌的还有一些散剂，每天或者一礼拜洒一次，也可以在预防真菌方面起到一定作用。

到游泳池或者其他需要裸足走路的地方，很多人脚脱皮，走的时候，皮就脱落地上。曾有研究表明，令脚气传染的真菌在脱下的皮里边，存活一年都不会死掉。所以，如果一个人走路掉下皮，后面的人再跟着走，正好踩到三四或四五趾间——这个地方对真菌的黏附力是最强的——就非常容易得脚气。

因此，到公共场所之前或者之后，我们可以外用一些抗真菌的药物。这些药物安全有效，而且副作用比较小。把它们抹在趾间和整个脚底板，药能在角质层当中存着——现在有些药存两三天都没问题。这样，菌就不容易沾在脚上。另一方面，建议所有公共场所，像拖鞋之类的东西，要定期消毒，能用一次性的最好。

专家暖心提示

王爱平（北京大学第一医院皮肤性病科主任医师）：有的人脚气传到脸上了，是因为他摸脚以后，不洗手，又去抓脸。只要有外伤的地方，真菌就可以种植到里面。传到脸上，有时候整个上唇部、鼻子、面颊部以及一些其他部位都会受牵连。因此，要注意洗手、消毒。

给脚消消气其实很容易

很多人不拿脚气当回事：脚气有什么了不起！痒了挠一挠，不管用，抹点药就好了；过两天反复，再挠再抹药。

对很多人来说，脚气治不好、总复发，这通常是因为他们在症状有所缓解之后，马上就停药。而正常治脚气是有疗程的，一般的药要四个星期，才能达到较好的疗效。抹两三天不痒了，并不代表脚气已经治好，实际上脚气上的真菌没有被杀死。

脚气如果复发次数过多或者一直不治，就会继发细菌感染。尤其在夏天，越痒越抓，最后化脓，整个脚流脓，肿胀走不了路。有时候，病人甚至需要住院治疗。

民间有很多治疗脚气的偏方。有的人痒得不行，就使劲挠或者拿针挑水泡，直到破皮。还有的人抹大蒜，抹风油精，或者晚上睡觉前泡脚，水里面放花椒、盐、醋之类的东西。但是用来用去，脚气总也根治不了。

其实，脚气完全能够治好，只是上面那些方法不可取。得脚气之后使劲挠或者拿针挑，皮肤容易被弄破，并继发细菌感染，或者形成丹毒，或者将其带到身体其他部位，譬如淋巴、血液里面。用大蒜的话，刺激性很大，弄不好会出现接触性皮炎，带来新的问题。花椒水泡脚，若

025

浓度太大，对皮肤也有刺激。用醋则对脚气只起抑制作用，不能从根本上治疗。

治疗脚气的关键，在于抹药。现在试售的抗真菌药物非常多，这个不管用可以换别的。比如有些药用药疗程需四周，那就可以换疗程只需一周或两周的药。目前国外有一种药，抹一次就能好，但还没有在中国上市，也许几年后能在中国上市。对一些病人来说，一个月抹一次，就能解决问题了。

抹药的方法也非常重要。挤出药膏以后，一定要把趾间、脚心、脚侧全都抹到，而不能只抹有病灶的部分。这样，才能把脚气彻底治好。一般来讲，每天晚上抹一次，即便有些药性弱的药，抹四周也能好。

有的人无论怎么抹药，脚气都不好，实际上这时候已经变成细菌感染了。如果脚气继发了细菌感染，单用抗真菌药就不行。这时，一定要先抗细菌感染，再抗真菌感染。可以用黄连素或高锰酸钾泡脚。若黄连素一片是一百毫克，那么，泡脚时，把它兑两百毫升的开水，化开晾凉就行了。

脚气感染的范围不论大小，都应当去看医生。因为脚气不是说范围大就重，范围小就轻。本来脚气范围很小，程度也很轻，但若不管它，脚气范围很快会扩大。所以建议，如果得了这方面的病，自己吃不准，一定要到医院，听医生指导。万一以后再犯，自己就会买药了。

脚气发病，集中在青壮年身上比较多。因为脚气与脚活动密切相关。青壮年经常到公共场所或者跑步等，相对而言，运动多、用脚多，所以就容易得。

专家暖心提示

王爱平（北京大学第一医院皮肤性病科主任医师）：超过

90% 的人得脚气会痒。这时，人的本能是搔抓。但是搔抓以后，皮肤容易被抓破，并继发细菌感染等。所以要尽量避免搔抓，一定要用药物来治。因为药物有止痒作用。

便便通畅不容易

要让外表看起来光鲜亮丽，这不难做到，有化妆和各种造型手段；可是要让身体里面干净通畅，就不容易了。

大家都经常会有便秘问题。便秘发病率非常高，作为生活中的常见现象，排便的整个运作机制，我们还是不够了解。

其实，大便形成无非是六个部位：口腔，到胃，到十二指肠，到小肠，到结肠，再到肛门。一个人如果便秘，可能就在上面几个步骤上卡壳了。首先说吃喝，排便是否通畅跟吃喝的关系非常大。如果吃得太少，肠中没有东西可搅拌，粪便瘦，直肠收缩得没有力量，排便就很困难。关于喝水，如果不想便秘，每天要保证喝大概 1200 毫升水。很多老年人会出现这种情况，就是排便时，大便到达大肠，龇牙咧嘴，面红耳赤，干使劲，大便就是出不来，这个在医学上叫虚了。

有些人排便总有排不尽的感觉，主要问题出现在大肠。有的患者十几天、半个月不排便，最长的有一个月不排便的，吃进去的东西都在肠子里面，这是先天性结肠，就是肠子比别人长，医学上叫冗肠。这个只能通过手术来解决。

很多出差的人有这样的体会，就是没有出差之前，每天排便很有规律，一旦换个地方，排便突然就出现困难了。大家都把这解释为水土不服，其实，它只是暂时性排便困难。一个南方人突然到了北方，发觉当地气候干燥；到一个地方饮食习惯发生改变；出差过程中，旅途劳顿……这些都是引起突然间排便困难的原因。如果遇到这样的情况，就不需要赶紧吃药。通过饮食调整，多喝水，多吃粗纤维的水果、蔬菜，马上就能调整过来。

吃某些药，会引起便秘。很多失眠的人靠一些抗失眠的药，譬如安眠药，来帮助睡眠。还有，现在社会节奏加快，人的工作压力大，很多人就会出现抑郁症，会吃一些抗抑郁的药。这些药物吃了以后，可以引起便秘。因为这些药品很多，每种药都有各自的成分，但是大部分有一个不好的反应，就是抑制肠道蠕动，延缓排便下行的过程。

人体过度紧张，也会引起便秘。曾经有一个新闻节目，调查了一家医院的四百名护士。这四百名护士被分成三组，第一组是重症监护病房和内科病房的，第二组是老年病房的，第三组是血液科病房的。结果显示：重症监护病房和内科病房74%的护士有便秘；而老年病房的护士，发病率只有26%；血液科更少，只有17%。之所以会这样，就是因为在重症监护病房，病人病情都非常严重，不能有一点点马虎，在那种环境下工作的护士每天都处于很紧张的状态。紧张，从人体来讲，就是交感神经非常兴奋，兴奋以后，肠道蠕动就慢。另外，护士每天非常忙，在工作过程中，有时候可能会有排便感觉，但因为没有条件，就人为地控制，长期这样做，也会导致便秘。

专家暖心提示

王晏美（中日友好医院肛肠科主任医师）：即使便秘，也要区别对待，不需要太过紧张，马上把自己划归到便秘患者行列，还得分析一下原因。如果是暂时性排便困难，就不需要赶紧吃药。

便便变细是直肠癌

对很多人来说，每天要想有一次通畅的排便，是一件非常不容易的事。便便，跟我们每天都有密切关系。除了排便不畅以外，我们还可以通过便便的改变，发现一些肠道疾病。

正常排便有三个指标：首先，便便要成形；其次，在通常情况下，便便的颜色是浅黄色；第三，正常的便便，可以立起来，也可以倒下。

有正常便便，就有不正常便便。不正常便便，从形状来讲，就是变成扁的了。正常情况下，便便是圆的，如果肛门里边长了肿瘤或者痔疮，那么便便通过时，就会被挤压变形。

现在人的防病意识都已经加强，这样很多人就开始有顾虑，尤其周围或者家族里面有同样疾病的人，会非常紧张。常有患者到门诊以后，说："大夫，坏了！得肿瘤了，大便变细了！"然而，这有必要紧张吗？其实，并非所有的便便变细都是得肿瘤了。便便变细以后，还要观察，如果几天以后又变回来了，可能就没有问题。但如果便便变不回来，而且还慢慢变得更细，这个时候就要去看医生。因为这说明随着时间推移，阻碍物肿瘤在越长越大，越来越堵塞出口，因此出来的便便越来越细。有时候，

029

便便排出过程当中会被划一道槽，说明这个地方也是长了一个东西。硬度很硬，而能把便便划成沟槽的，一般只有肿瘤才会这样。如果在排便过程当中，便便表面沾有血液，变成红色便，甚至到最后排不出便，这个时候问题就大了，说明真的是有肿瘤了，得加以重视。但我们也不能过度紧张，一旦上面任何一个情况发生，赶紧上医院去检查就好。

除了形状细的便便之外，还有一些形状的便便需要引起我们特别警惕。便便解下来以后，变成一摊，叫溏便。这是由于肠道有炎症，水分干燥不够，里边水分比较多的缘故。针对溏便，可以通过饮食来调整一下，比如做菜的时候，可以放点姜，还可以吃一点像山药、薏米等食物，让大便变干燥一些、成形一些。比溏便更稀一些的，叫水样便，以水为主，很少有粪便残渣。它主要是由一些食物中毒引起的。拉稀，可能就是因为吃的东西不合适。如果是急性发作没问题，但是如果长期发作，也是需要去医院检查的。

还有一种大便，非常干燥，像羊粪球，颗粒状，拉出来一粒一粒的，一般年轻人和儿童特别容易犯这毛病。要想解决这个问题，就需要多喝水，多吃蔬菜和一些清火食品，像柚子、西瓜都可以。

便便除了黄色和棕色的，还有红色、绿色和黑色的。一旦发现红色、绿色和黑色的便便，不能肯定就有健康问题，要看你头一天的饮食。俗话说，怎么吃的，怎么出来。要是头一天你吃了火龙果、苋菜等，第二天排出的便便是红色的；头一天吃了一些绿色蔬菜，如菠菜，第二天排出的便便是绿色的；头一天吃了猪肝或者一些肉食，第二天排出来的便便是黑色的……这些，就无须大惊小怪了。所以，如果大便颜色出现以上几种情况的改变，不要慌张，先回忆一下头一天有没有吃这些东西。如果没有吃过这些东西，尤其是出现了红色和黑色便便，那就是有血，要小心，可能是我们肠道某部位出血了。

专家暖心提示

　　王晏美（中日友好医院肛肠科主任医师）：猪肝不像火龙果吃进去是红的，出来还是红的。猪肝是棕色的，经过消化以后，会变成黑色的。

吃香蕉也会便秘

　　香蕉通便，这几乎是我们普遍认可的观念，可是，你知道香蕉也会引起便秘吗？

　　亲戚的一个小孩，本来排便挺好的，吃完香蕉以后，第二天便排不出来了。原因是他吃的香蕉是涩的，不够熟。而生香蕉里边含有鞣酸，不光没有通便作用，还会起到抑制肠道蠕动的作用。一般来说，有通便作用的香蕉，必须达到九成熟十成熟，皮上有少量麻点。

　　如果一个人便秘，那么建议他吃菠菜、猕猴桃、苹果和萝卜。因为菠菜补血、润肠、通便又含有粗纤维。而猕猴桃里面含有丰富的膳食纤维，膳食纤维含有一些亲水因子，吃到肠道里面，会吸水，体积变大，这样就会增加粪便的体积，进而增加对肠道的刺激，促进肠蠕动。苹果也是非常好的通便食品，比较温和，含有果胶，果胶对促进肠蠕动是非常好的。过去说"喝茶就萝卜，气得医生满街爬"，是因为萝卜的通气效果也比较好，能促进排便，临床上有一些中医给病人开方子，就开一味叫莱菔子的中药，其实是萝卜籽。萝卜籽和萝卜一样，都有非常好的通便效果。

大家常说"少吃肉，多吃菜"，其实这是一个严重的误区。肉要适量地吃一些，它含有一些油脂，能起到润滑肠道的作用。同理，芝麻跟核桃也不错，因为里面有很多油，也有润滑作用。至于山楂，有营养、开胃之功效，胃口不好可以吃，但如果有便秘，它就会起反作用。因为山楂里面含的成分和生香蕉里面含的成分是一样的，也可以抑制肠蠕动。还有一个非常好的通便食物——木耳。木耳是肠道清道夫，可以吸附肠道的一些粪便残渣，然后排出体外。坚果也非常好，可以补脑、润肠，开心果就挺好。

现在很多白领不在家里做饭，也不买菜，接触上面这些东西的机会相对比较少。但是在办公室待着的时候，有事没事会经常喝点咖啡，这样，同事之间就传起来了，说早上空腹喝咖啡，对排便特别好。咖啡确实有通便作用，但是空腹喝咖啡不好，它会刺激胃，导致头晕。所以要起到通便作用，必须改变一下咖啡的饮用时间。

还有人说多喝水也能通便。因为当排便不好的时候，医生甚至连家里的老人都会说："肯定是你没有好好喝水！"于是就不停地喝，不停地喝，喝到干呕。那究竟喝多少水才算是足够的量？一般每天是1200毫升，如果有便秘，每天喝水量就应该达到2000毫升。

可水没什么味道，有人就带点茶叶，泡点茶水，想以茶代水。但是茶喝不好，也会导致便秘。因为茶里边含有一些茶多酚，茶多酚跟鞣酸一样，会抑制肠蠕动，绿茶是这种情况。而像普洱茶等红茶，由于经过发酵，里面含有很多助消化的酶，则可以促进排便。所以，如果有便秘的话，建议多喝一些红茶，就是黑色的茶、颜色比较深的茶。

专家暖心提示

　　王晏美（中日友好医院肛肠科主任医师）：生香蕉里边含有鞣酸，不光没有通便作用，还会抑制肠道蠕动。一些人上班忙，觉得不够熟的青香蕉，吃起来不特别甜，糖分不特别高，而且能放很久，往往买一把吃一个星期，这种做法不可取。

"作" 出来的便秘

　　便秘的人不仅自己感觉不舒服，而且关键还表现为脸上长痘痘、嘴巴里有口气、脾气不好等。于是，有人想出种种办法来解决自己的便秘问题，吃熟香蕉、多喝水。更有甚者进行灌肠，还言之凿凿地举出宋美龄的例子，说宋美龄长寿的秘籍是每周都会灌肠，因此才活到了106岁，而且到90多岁整个人还很美丽。灌肠真如此神奇吗？没病没灾，仅仅有点便秘就需要灌肠吗？

　　其实，灌肠液的清肠作用是有限的。要知道，跟便秘联系最紧密的就是肠子，而人体肠道较长，正常人体的肠道是8到10米，软软的，盘在腹腔里面，灌肠液根本不可能流入到大部分肠道。

　　现在常提宿便，"宿便在肠子里面不出去，天天带着它多难受！"大家就想尽方法，要把宿便给排出来，但是人体到底有没有宿便？医生曾给十个病人做肠镜检查，结肠镜把整个大肠都看完了，也没发现这十个病人里谁有宿便。所以，没必要因为考虑美容问题，就通过洗肠子这种方式，来清除肠道的宿便。

此外，如果长期灌肠，人体会对其产生依赖性。人体肠道里面都有些细菌——有益菌、无益菌，保持着肠道的内平衡，经常灌肠会破坏这样的内平衡。人体有一个排便反射神经系统，如果长期不用，这个神经系统的功能就会下降，等哪天不灌肠的时候，大便就排不出了。

灌肠这种方法太极端，因此，在排便不通畅的时候，有人倾向于喝助排泄的药。然而，这也会伤害肠子。临床上做肠镜检查的时候，可以看到，正常肠子的黏膜颜色是发红的，而经常吃泻药的患者的肠子，肠壁是黑的，最严重的跟黑煤球一样，这个就跟我们吃刺激性泻药有关系。

有人说吃中药安全，但实际上，很多刺激性泻药里面就有中药成分。像中药里的大黄、番泻叶、决明子，里面都含有一种叫蒽醌的化合物，吃下去以后，会把肠道吃黑，把肠道的神经吃坏，让整个肠道功能瘫痪，抑制肠的蠕动功能。所以，这些药可以短时间救急，但是不能解决根本问题。

也有人认为"是药三分毒"，所以从不吃泻药，而是长期多吃益生菌。这是一个非常好的习惯。益生菌可以多吃，肠道里面需要一些有益的菌，像双歧杆菌、芽孢杆菌，都对粪便发酵和软化有促进作用，而且这种作用是双向的——大便非常干燥，它可以让大便软化一点；大便非常稀，它也可以让大便再成形一点。之所以要补充肠道有益菌，其实是因为我们平时感冒发烧常用抗生素，这样，虽把病菌杀掉了，却也把有益菌杀掉了，导致人体缺少有益菌。

那么，究竟什么样的食品里面才含有对人体有益的各种各样的菌呢？最好的就是平常喝点酸奶。很多人在腹泻或者肚子不舒服的时候，会说："这几天，我不能喝酸奶！"甚至觉得喝酸奶之后，会泻得更厉害。其实完全不是那么回事，酸奶是可以调整大便的。

如果用了这些方法以后，依然拉不出，可采用临时救急方法，如用一些开塞露。开塞露跟洗肠不一样，它只是临时解决一下问题，对肠道的副作用不是很大。我们可以将开塞露打到下面，润滑肠道，来救急。

另外，冬天天气非常干燥，肠道也会干燥，大便也会干燥，便秘会有所加重。这个时候，就要多吃百合、梨、枸杞子——这些都对肠道有滋润作用，可预防便秘。

专家暖心提示

王晏美（中日友好医院肛肠科主任医师）：在排便不通畅的时候，有人倾向于吃助排泄的药，恨不得今天吃完，明天就好。其实，市场上并没有这样的药，而且越强的药，越要控制使用时间，不能长期服用，如果吃多了，就会把肠子给吃坏。

拉肚子选对药才是王道

拉肚子不能乱吃药，更不能不治，以致泻起来没完。具体如何对待，要视拉肚子的原因而定。

拉肚子也称腹泻，分感染性腹泻和非感染性腹泻。感染性腹泻可能是由于细菌或病毒感染。非感染性腹泻的发病原因就包括吃错东西，比如吃了太凉、太辣的东西，导致胃肠不适应，也会拉肚子。简单区分就是，感染性腹泻可能由别人传染，而非感染性腹泻全赖自己。

　　拉肚子时，选药要合理。通常大家有一个误区，就是拉肚子后，马上吃药止泻。但是，有些强力止泻药吃后，虽然止住了腹泻，却治不了病根。如果导致腹泻的原因是病毒或者细菌感染，就相当于止了泻，却把病毒或细菌留在体内了。所以通常不推荐使用强力止泻药。

　　但是，拉肚子不管也不成，拉的过程中容易造成脱水，严重的话，可能会造成电解质紊乱，夺去生命，尤其是五岁以下的儿童。发展中国家的很多儿童，因为拉肚子不能及时就医，很容易就丧失生命。世界范围内，每年都有千百万儿童因此死亡。所以世界卫生组织一直在全球范围内，普及口服补液盐。

　　口服补液盐，可以补充腹泻造成的水分和电解质的丢失，其配方是世界卫生组织给的。有人觉得自己家里有盐和水，为了省钱，就直接把盐兑到矿泉水里喝。但是，世界卫生组织给的配方里，糖、盐有一个固定比例。如果自己兑，就需要在家里备一些很精细的量具。要特别强调的是，糖的量如果太多，会在肠道内造成一个高的渗透压，使身体里的水又渗到肠道，让腹泻症状更重。所以，不是随便配点糖盐水就可以喝的。

　　当出现细菌感染性腹泻时，及时去医院，医生可能会给开诺氟沙星这种抗生素。但使用抗生素会有一些不足，比如杀菌。要知道，肠道里有好的细菌，拉肚子时，肠道里好的细菌可能也被拉出去，从而造成菌群失调。

　　有时候，想让拉肚子的时间稍微缩短，可以用蒙脱石散。蒙脱石散非强力止泻药，而是吸附性泻药，相对温和，有吸附作用。它吸附肠道里的病毒或者细菌，然后把它们带出去，同时在肠道的黏膜上形成一个保护膜，这样吃东西就不会对胃肠道造成太大负担。蒙脱石散还有另外一个妙用，就是口腔有溃疡的时候，可以把药粉放一点在上面，它起到保护作用。

平时调节胃肠道功能时，可以喝酸奶补充有益菌。但当出现拉肚子症状时，单纯靠酸奶就解决不了太大问题了。因为酸奶里面，无论是双歧杆菌还是乳酸杆菌，数量都非常少。这个时候就需要药品，在药品中，益生菌是集中的，量非常大。

老百姓还常有一个误区，就是觉得拉肚子的时候，吃什么拉什么，所以干脆就不吃，这也不好。拉肚子本身就挺难受，拉得有气无力，不吃东西怎么补充能量、恢复精力？这时候还是要吃的，虽说会继续拉，但是我们可以少食多餐，吃一些清淡的食物。

专家暖心提示

冀连梅（北京和睦家康复医院药房主任）：怎么判断拉肚子是否是细菌感染性腹泻呢？拉得很重，而且过程中有脓血便，或者说拉肚子的同时伴有发烧，这个症状就是，要及时去医院。

我的口腔溃疡是遗传的

口腔溃疡跟牙疼一样，不算病，但疼起来要人命。尤其是经常出现口腔溃疡，大家可能比较担心自己的身体状况。

一位美女在光鲜靓丽的外表之下，有一个不为人知的隐痛：她从小到大都有口腔溃疡，最严重时，嘴里长出三个溃疡，这种状况持续了二十多年。这个病叫复发性口腔溃疡，属于轻型口腔溃疡。一般来说，溃疡在十个以下的，都叫轻型口腔溃疡。

通常人们认为嘴巴里面破了，或者长了一层白膜，就是溃疡。实际上，溃疡是一个坑。舌头表面有上皮层覆盖，长一个溃疡后，上皮层的完整性受到破坏，就陷下去一块。最疼的溃疡长在舌侧缘，因为它挨着牙。舌尖要是长了溃疡，吃饭、说话，一碰上牙，就会疼。

复发性口腔溃疡，复发的时间间隔不一样。有的人长溃疡是这个刚好那个又起，比如轻型口疮。这还是需要用药物治疗的。也有人复发时间间隔很长，比如今年长溃疡，明年再长，那就有一年的间隔。有的人是间隔一个月，比方说有的女性一到月经期间，就长溃疡。

总体来讲，口腔溃疡是一种遗传病，跟遗传基因有关。口腔溃疡不是显性遗传的疾病。经常复发的口腔溃疡，还可能跟激素水平有关。比如说怀孕期间，复发性口腔溃疡可能会减轻，因为孕激素的水平提高了。经常复发性口腔溃疡还跟白色念珠菌感染有关。不爱刷牙、口腔卫生不好，也容易发生口腔溃疡。

还有很多人将口腔溃疡归咎于不良的生活方式。当然，生活方式不注意，肯定有影响，比如熬夜、消化不良等。很多有胃溃疡的病人有复发性口腔溃疡，证明口腔溃疡跟消化密切相关。喝酒对口腔溃疡不好，但不是主要的。口腔溃疡经常是由于精神紧张引起的。有一种行为，就是追求完美，不管什么事，一定要得一百分。非要得一百分的人就特别容易得口腔溃疡。还有咬颊——外伤也是一个因素。另外，有些人小动作特别多，比如有的女生发嗲，经常"嗯"。这样的动作总咬舌头，绝对是不好的；而且即便没有复发性口腔溃疡，没准还能咬出创伤性溃疡。

一般长了口腔溃疡之后，都特别怕疼，这是因为：第一，牙刷容易碰到它；第二，牙膏都有一点刺激性。因此，牙刷一定要选用软毛的、毛头磨圆的保健牙刷——有复发性口腔溃疡的病人尤其要注意这一点。

有的人特别节约，经常出差，就把酒店里的牙刷带回来用，用一段时间后，发现嘴巴里到处都疼。这就是由于那个牙刷的毛是有刺的，而保健牙刷的毛头都是磨圆的。

牙膏可以选择中草药牙膏，它对口腔溃疡有好处。不要选美白或者薄荷味特别重的牙膏，这种牙膏对黏膜有刺激。本身没有口腔溃疡的人在黏膜破的时候都会受到刺激，有溃疡的人就更受不了了。实在不行就选择儿童牙膏。儿童牙膏刺激性小，是最温和的。

专家暖心提示

　　孙正（首都医科大学附属北京口腔医院主任医师）：口腔溃疡不能吃辣，但不等于说，爱吃辣就会得口腔溃疡，这个不是绝对的。比如湖南人、四川人并没有明显比其他地方的人多长溃疡。

滚开吧，口腔溃疡

对某些人来说，口腔溃疡已经不是小事，而是一个病了。

口腔溃疡的直接危害就是影响吃饭，降低患者的生活质量。其中有一种叫轻型口疮。这种口腔溃疡过七到十天，可以自愈。所以，治疗原则是消炎止疼，促进溃疡愈合。一般得了轻型口疮，自己买点药或者忍几天就过去了。

　　针对轻型口疮，民间有很多治疗方法，比如涂白糖、多喝茶水、喝蜂蜜水、吃维生素、吃西瓜霜等。但其实不能选白糖，尤其要注意的是，不能抹刺激性的东西。比如，有些病人往溃疡上抹酒精，有些病人抹盐，这些都是错误的——酒精会烧得人很疼；茶水漱漱口也许有点好处，效果难讲，但可以用茶多酚；蜂蜜不常用，但有一种蜂胶药膜贴在溃疡上，可以使溃疡愈合；还可以选择一些含片。

　　复发性口腔溃疡有轻型的，也有重型的。重型的口腔溃疡在医学上叫腺周口疮，就是说口疮坏得特别深，都快到黏膜腺周围了。它与轻型口疮不一样，是比较厉害的大坑，而且过七到十天愈合不了，有时要半年才能好。通常，没有大夫介入，嘴里有这么长时间的溃疡，病人是受不了的。腺周口疮有可能是由轻型口疮慢慢演变，长成的大溃疡。一般有大溃疡的同时，其他地方可能还有小口疮。

　　如果得了腺周口疮，偏方也好，自己吃药也好，都治不好。这时，要到医院就诊，因为可能需要一些口服药物，或者有时还需在溃疡的基底打一些糖皮质激素。

　　复发性口腔溃疡患者中有75%的人是轻型的，有10%的人是腺周口疮，还有5%的人则是一种口炎型口疮。如果溃疡个儿不大，绿豆大小，但是超过十个了，这就叫口炎型口疮。医生管它叫"满天星"，就是说全嘴都是溃疡。这种情况，光用点含片、吃点蜂蜜是不行的，一定要到医院就诊。有这种黏膜病的患者，医生可能需要用一些药物对他进行全身调节。

　　另外，还有一种病叫白塞病。白塞病是不光嘴上长溃疡，外阴部也长溃疡——有98%甚至100%的人，会长复发性口腔溃疡；同时有80%的人，会长外阴部溃疡。外阴部溃疡发作的频率比复发性口腔溃疡要少，比如两三个月或一年，偶尔长一次。所以特别容易被忽视。

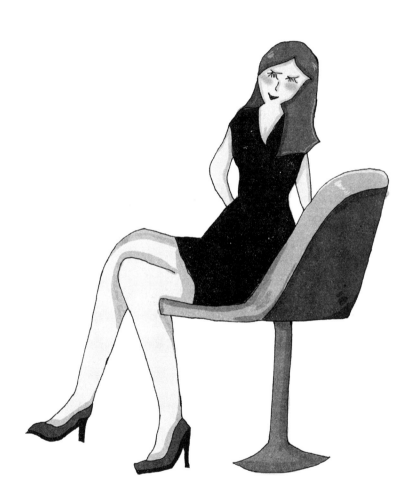

口腔溃疡最好到医院就诊，医生通过问诊能发现患者是否得了白塞病。在问诊时，医生会问：外阴部有溃疡吗？有没有针眼化脓？有没有复发性口腔溃疡？如果答案是肯定的，很可能就是白塞病。有一个护士给患者打针，认真消毒后，针眼依然化脓，又消毒了针眼还化脓。后来一查，就发现患者是白塞病。这位患者同时就有口腔溃疡、针眼化脓、外阴部溃疡这些症状。

白塞病跟自身免疫有关，它是一个血管炎，而且会有很多全身反应。如果不治或者发现晚了，可能突然致盲，而且之后很难恢复。有个血管炎患者，有时手指头、脚指头会溃烂，皮肤上也有大溃疡，症状很严重。所以应该及早发现、及早治疗。

别看一个小小的口腔溃疡，还是应该重视。

专家暖心提示

孙正（首都医科大学附属北京口腔医院主任医师）：轻型的口腔溃疡，不管它，到时间会自己好，所以也叫自限性的溃疡。但是，用药可以减轻痛苦，促进它快点愈合。

"作"出来的口腔溃疡

年轻人中曾特别流行一句话："No zuo no die!"口腔溃疡，也是很多人自己作出来的。

　　口腔长溃疡比其他地方多，因为口腔挨着牙，牙硬，软组织软，牙就很容易伤害舌头。特别是有意识去咬的时候，就会形成创伤性溃疡。一个九岁的小孩，因为上课不想听老师讲课，就习惯用自己的牙齿不断咬舌头，结果咬出一个像刃的溃疡。这溃疡就是自伤性溃疡——自己咬自己而形成的溃疡。

　　除了有意咬出来的溃疡，牙尖也会导致创伤性口腔溃疡。正常的牙尖是圆的，至少边缘是整齐的，而不是锐利的。现在嘴里有小牙根的人很常见。这些小牙根跟正常的牙齿不一样，边缘变锐利了，像个小刀似的，会刮舌头。总刮总刮，长期刺激，舌头上就会形成一个溃疡。还有的人，牙齿掉了一块，剩下一半，有个小碴，也不去看病。比如，有个人有一颗大牙，一点点掉了，形成一个小圆冠——叫残冠，比以前锋利了，总刮舌头，慢慢就形成了一个溃疡。

　　另外，有的人没事老啃下唇，也会啃出溃疡。还有，大家平时吃东西，吃着吃着咬自己一下，也会咬出溃疡——大人通常会笑话：是不是想吃肉了？还有的人有时候一咬，就把黏膜上咬出一个血泡。

　　上面这些，都叫创伤性口腔溃疡。这种溃疡有个特点，就是由于长期慢性刺激，都有白边。

　　创伤性口腔溃疡的发生往往和牙齿有关。但是如果没有牙框，舌头就会越来越大。牙齿对舌头大多还是有好处的，只不过偶尔会咬到舌头。因此忠告大家：心情要静下来，吃饭慢一点，尽可能别咬舌头，也别咬嘴。

　　有的人赶着上班，买根油条，很快就吃进去，一吃就把上颚给弄一个血泡。还有很多老年人、中年人总是容易咬伤自己。有一个老年人，就总是舌头长溃疡，颊部被咬伤。这是因为他已经老了，但心还像年轻人一样急躁，动作不协调。想想，如果有小伙子的心态，可只有六十岁人的动作，这样的人怎会不咬伤自己呢？

要减少创伤性溃疡，除了吃得慢一点，防止咬伤之外，还要把嘴里一些残根残冠早点儿治好。大夫把一颗牙恢复成好牙特简单，就磨一下；也可以补一颗新牙，补得跟原来一样；实在留不了，还可以把牙拔了，重新镶一颗，这些都可以做到。不要总有残根残冠，因为会导致反复的溃疡，长此以往，可能变成一个可怕的疾病——口腔癌。减少残根残冠，能够预防口腔癌。

另外，很多人为了美戴牙套。戴牙套等于在牙齿的基础上，又加了一个比牙更坚固的东西，而且上面要拉丝，有更多刺，会更锐利。一般来说，如果发现一边疼，可能是因为牙套的弓丝弹出来了，刺激黏膜，就要赶紧找大夫看，调整。如果一直扎着黏膜，不去看，那就会变成溃疡。门诊里面，因为戴牙套而长口腔溃疡的病人很多。

镶假牙引起口腔溃疡的情况也很多。假牙太长，硌到黏膜上；或者有的人牙床完全没有了，就戴到软组织上。这些义齿的边缘，都可能导致创伤性口腔溃疡。一旦形成创伤性口腔溃疡，就先别戴假牙了，要去医院找大夫拿药抹抹，先把炎症治好，然后再找原来给镶牙的大夫调整牙。

专家暖心提示

孙正（首都医科大学附属北京口腔医院主任医师）：如果小孩总咬自己，把自己咬成口腔溃疡，那么他很容易有不良习惯——咬。有时可能是因为，这个孩子有多动症。如果是多动症，就建议到相关门诊去治疗。

口腔溃疡也致癌

口腔溃疡严重到一定程度，会得口腔癌。但不是指复发性口腔溃疡，而是指有些创伤性口腔溃疡。比如，牙尖长期刺激形成溃疡，就可能导致口腔癌。一个老工人刚长一个溃疡，去小医院，医生没太重视。结果一直发展到颌下淋巴结肿，一看，溃疡大了！这就是牙尖长期刺激导致的。所以，一个创伤性溃疡、一颗锐利的牙尖在嘴里，都很可怕，应该重视。

判断是口腔癌还是一般性的口腔溃疡，要求人们有定期检查口腔的习惯。就像每年要体检一样，口腔也应该定期检查。通常，癌性溃疡总在一个地方持续地长，不会自愈；而复发性口腔溃疡是这边长好了另一边再长，并能自己愈合，所以很好分辨。癌性溃疡还有个特点，一定是菜花样的。一旦长出菜花样的溃疡，就需要就诊。另外，一般的溃疡是个坑，而癌性溃疡是增殖性的溃疡。

口腔癌的病因不太清楚，但是跟一些因素有关，比如创伤、遗传因素、吸烟。有个老人一直抽烟，得口腔癌以后，又得了肺癌。还有个孩子从十岁开始抽烟，二十三岁就得了口腔癌。所以希望每个抽烟的人都能戒烟。至少现在公认的流行病学调查的大量研究证明，吸烟和口腔癌是有关系的。嚼槟榔也容易导致口腔癌。槟榔含有槟榔碱，能促进癌变；还能形成黏膜下纤维性变，也容易癌变。大量饮酒也跟口腔癌有关。很多调查表明，饮酒，特别是大量饮酒，对口腔癌有促进作用，至少能使很多有害物质溶解而侵犯到黏膜。

门诊中，很多得口腔癌的病人都有吸烟史、嚼槟榔史、饮酒史。所以，提醒大家一定要克服不良生活习惯，比如抽烟、吃槟榔、饮酒。

口腔癌像其他癌一样也会扩散，一直弥漫全身，到最后人就活不成了。但口腔癌如果做到早期发现，治愈效果还可以。大概五年生存，治愈率能达到50%。而且比较有利的是，因为长在口腔，容易及早发现。

口腔癌不但对生活质量影响很大，而且对面形有影响。做切除的话，不可能原地切。而且因为要做颈清扫，切完之后，很多病人会留下一道斑痕；有的病人还可能在原地空出一块，比如把上颌骨切了，下颌骨切了，都会有缺损——当然现在修复得好一些了。甚至，有的病人还得把舌头切一半，这样说话可能就说不清楚了。

只要是癌，它就有转移，有浸润，也叫"细胞长腿"。一般来说，口腔癌会转移到颈部淋巴结。到了淋巴结，走得就快了。所以做颈清扫时，经常也能清掉很多已经长有癌细胞的淋巴结。

专家暖心提示

孙正（首都医科大学附属北京口腔医院主任医师）：口腔癌跟其他所有癌一样，越早发现越好。一般来说，有溃疡、有疼痛、及时就诊，大夫就能看出来，关键是千万别扛。万一是口腔癌，就把早期发现的机会扛过去了，可能癌细胞已经长腿跑了。那样，即便原地切除也不管用，因为癌细胞还可以再造一堆种子。

你找刺激，胃可受不了

　　说到对胃的刺激，衣食住行里面，"喝"无疑影响很大。喝什么呢？

　　酒，没错！喝酒会引起胃痛。酒中最主要的化学物质是乙醇，而乙醇对人体，尤其对胃黏膜一定有伤害。不管是啤酒，还是红酒、白酒，它们的区别只不过是所含乙醇量不同，对胃的伤害则都不可避免。每个人的自我感受不一样，有的人喝完酒以后，自我感觉胃黏膜并没受到很大损伤，症状不重，但实际上，喝酒对胃的损伤还是存在的。医学上曾做过专业实验，即直接用酒精，也就是乙醇，给白鼠灌胃，结果用肉眼就可看到黏膜马上发生红肿和一些破损。

　　除酒之外，还有很多喝的东西有刺激性。比如，面对高强度生活，有时候要喝点咖啡和茶来提神。咖啡和浓茶都含有高浓度的咖啡因。从胃健康的角度来说，咖啡因对胃黏膜刺激很大，会诱发胃的一个急性严重反应，因此，不建议喝特别浓的咖啡或茶。但是，这并不意味着喝茶对身体不好。在古老的茶文化中，尤其是绿茶，有抗氧自由基的作用，可以延缓甚至抑制胃癌发生，所以，比较淡的绿茶或者一些养生的普洱茶，对身体还是大有好处的。

　　网上有人说，吃火锅后，喝点酸奶，可以保护胃黏膜。因此很多人吃完火锅，觉得特辣、特刺激，这时他们就会喝点酸奶，保护一下胃黏膜。这其实是谣传。牛奶也好，酸奶也好，对胃黏膜产生的保护作用都非常有限。要知道牛奶、酸奶喝下去，已经是在进食的辣椒刺激到胃黏膜之后，这属于事后补救，没有太大效果。另一方面，辛辣饮食不一定会对胃黏膜造成损害，而只不过是胃部不适的一个诱因。如果一个人有慢性胃病，又被辛辣饮食刺激，那么可能诱发一些症状。但如果这个人的胃比较健康，那么适当的辛辣饮食则不会直接造成胃黏膜损害。

有些人身体一不舒服就吃药，比如止疼药、感冒药等。他们认为，吃药对胃没有刺激。事实上，吃药在感官上没有刺激和对胃真的没有刺激，是两回事。很多感冒药和止疼药会对胃黏膜造成损伤，甚至达到胃出血的程度。而且这种损伤有个特点，就是病人自己感觉不到胃部不适，因为它本身有止疼作用，但一旦出现情况，就已经很严重了，说明可能胃出血或者胃穿孔了。所以，这类药物能够避免的话，最好不吃。

专家暖心提示

陈宁（北京大学人民医院消化内科副主任医师）：吃完火锅和烧烤以后，如果觉得胃不舒服，那么可以自备一些胃药。常用的胃黏膜保护剂、所有含铝的制剂——氢氧化铝或者铝碳酸镁这类药物，都可以起到暂时缓解胃部不适的作用。

压力也会引发胃病

各行各业都要面临压力，那么，压力会给胃带来怎样的影响？

青年演员林园曾讲到拍戏压力大对自己胃的一些影响。比如进剧组后，到了新环境不适应，压力大，睡不好觉，第二天就顶着黑眼圈，饭也吃不下去，有时还恶心，说话说着说着就干呕。

对自我要求高、周围人施压，以及身体累，都可能产生一些压力，从而导致胃不舒服。这是因为人体在正常情况下，胃腔里存在一些刺激性因素。对正常的胃来说，胃本身有一些保护机制，即胃里有一个平衡系统存在，这些刺激性因素就不会引起症状。而当压力过大时，这个平衡系统就会失衡。这可以用医学上的"天平学说"来解释：胃的一边是攻击因子，一边是防御因子。攻击因子包括胃酸、胃蛋白酶等，它们是为了帮助消化吃进去的食物而必须要存在的，但它们本身对胃黏膜有很大的损伤性。防御因子则包括人体的一些黏液和特殊物质，以及胃黏膜的一些血流，它们可以防止攻击因子对胃黏膜产生有损伤性的刺激。在正常情况下，攻击因子和防御因子是平衡的。而当压力过大时，攻击因子增加。另一方面，由于胃里的血流减少，胃分泌的黏液也减少，防御因子也会减少。这样，天平就会失衡，胃黏膜也会因此发生一些变化，比如发生胃部炎症，甚至消化性溃疡。

由压力导致的胃部不适情况分两种。天平失衡只是其中一种，叫器

049

质性疾病。还有一种叫功能性疾病，是指胃黏膜本身并没有受到太大损伤，但是人的脑长轴在大脑产生压力时，会对胃肠道释放一些因子。这些因子会引起胃发生痉挛或者胃肠道蠕动变慢等，然后引起很多症状，最常见的就是胃痉挛，会疼得很厉害。

对于胃部发生的器质性疾病，通过拍胃镜检查，发现有菌或有其他变化，吃药就可以解决。而对于胃部发生的功能性疾病，则要区别对待。如果导致功能性疾病的压力在正常范围内，那么不用极端地去吃精神方面的药物。这时，只依靠自身的一些减压方式就能解决。然而，如果压力在非正常范围内，则要适当吃一些药物，以缓解症状。比如痉挛时，可以吃一些解除痉挛的药物。

适当减压，是保护胃肠道很重要的一个因素。压力特别大时，可以拿其他事情来转移注意力，比如做动物救助活动。曾有一篇报道说，在救助动物的同时，人的内心也得到了放松。林园在上海拍戏时，有个保安养了几条狗，其中一条小狗的右腿被轧，后爪的肉被掀开，走路一瘸一拐。林园就将其送到医院治疗。最后一天拍戏，恰巧在小狗所待的大院，小狗看见林园以后特别高兴，远远地就迎上去。等林园拍完戏回来，打开车门，狗就在她车上待着。司机说开了车门，狗就上来了，怎么轰也轰不下去。

专家暖心提示

　　陈宁（北京大学人民医院消化内科副主任医师）：人在集中注意力做某件事情时，会给自己很大压力，这时需要适当放松、分散注意力。可以把压力分散到养小动物或者健身上，这些都会给身心带来愉悦感。

铁打的胃受不了奇葩的吃法

　　无论是群众演员，还是国际巨星，在荒山野岭要什么没什么的环境里拍戏时，可能盒饭就是唯一可吃的东西了。

　　青年演员林园曾谈过关于剧组盒饭的事情：其实剧组盒饭都差不多，一般是西红柿炒鸡蛋、小白菜炖蘑菇等，荤素搭配，每人能有三四个菜。但有时候，夏天拍戏，天热，导演为了赶进度，就把吃饭的时间忘了。饭点一过，再吃饭时，饭菜就馊了。有时候，吃黄豆芽，豆芽已经黏黏的、酸酸的。而冬天拍戏，天特别冷，过饭点了，再吃饭时，米饭、馒头都凉了。

　　黄豆芽黏黏的、酸酸的，味道变化很大这种情况，通常来说，是因为高温之后，菜发生了变质，而且产生了细菌，比如金黄色葡萄球菌或者沙门氏细菌。这些细菌对人体有害，吃进去之后，人如果抵抗力比较弱，就可能得急性胃肠炎。虽然不是每个人都会得急性胃肠炎，但最好避免摄入变质食物。

　　有时候，大家会每个人点几个菜，一起拼菜吃。这样，你一筷子我一筷子，可能吃的不仅有美味，还有别人的口水。先不说从心理上能否接受，单从健康角度来讲，也存在隐患——要知道胃病是会传染的。一般人都知道感冒会传染，却不知道胃病也会传染。

　　不像感冒通过呼吸道传播，胃病传染是胃里的幽门螺旋杆菌经过唾液或者密切接触进行传播的。它通常发生在一起吃饭时。幽门螺旋杆菌是胃里的一种细菌，它的感染通常是一个慢性过程。

一些人喜欢吃日本料理，比如带血的牛排，觉得口感好、嫩滑。然而，吃牛排也好，海鲜也好，如果是生的或者偏生一点，虽然口感好，但从卫生角度来说，不建议经常吃。即便质量最好的牛排，也不建议常吃。要知道，只要是动物，它们身上一定携带有一些细菌、病毒或者寄生虫。这些微生物对动物自身可能无害，但对人体有害。换言之，可能一头牛看上去很健康，但把它烹调出来之后，由于没有完全把它体内的微生物杀掉，那么人吃到肚子里就可能引起动物源性的传染疾病，所以建议尽量吃做得全熟的东西。

一般吃刺身，都有芥末。芥末又呛又辣，有些人就认为芥末有杀菌作用。其实，芥末虽然对口腔刺激性很大，但对微生物没有明确刺激性。微生物通常对酒精或者高温加热才最敏感。

专家暖心提示

陈宁（北京大学人民医院消化内科副主任医师）：并不是所有人感染幽门螺旋杆菌之后，都会得胃病。有些人是一个无症状的带菌者，本身没有胃病，但可能跟他一起吃完饭后，其他人就被感染了。这是因为，就自身来说，其他人也许对这个细菌比较敏感，就会患上慢性胃炎或者消化性溃疡等与胃相关的一些疾病。

明星养胃小绝招

明星虽然表面上光鲜靓丽，但是为事业也付出了一些代价。可以说，在养胃保卫战中，打得最激烈的就是明星这个人群。一般来说，大牌明星都有自己的养胃绝招。

麦当娜，经常吃全谷物、各式新鲜蔬菜、蘸日本大酱的海藻、发酵豆制品和印尼豆豉。这些食物保持着她的肠道菌群平衡分布生长，从而调理她的肠胃功能。

黄圣依，只青睐中国传统的普洱茶，对咖啡、碳酸饮料、酒精饮料等一点也不感兴趣。

谢娜，用醪糟鸡蛋汤来对付胃部不适。

高圆圆，用红豆薏米杂粮粥来调理肠胃不适。

其实有时候，这些大牌明星不见得是因为耍大牌和矫情，故意把自己的生活弄得这么复杂，而是面临剧组生活的压力和问题，胃实在受罪。在剧组里面生活常常三餐不定时，非常容易导致暴饮暴食。有时演员还会为了拍戏吃过多东西增肥，然后一下子又吃过少东西减肥。这种生活方式之后，胃部就有一些明确信号来提示自己不舒服。比如晚上吃太多，夜里睡觉会觉得撑，想运动，又太困，第二天早晨起来，胃就不太舒服；有时候不吃饭，胃就有点泛酸水；有时候减肥，太久不吃饭，胃就会疼。

　　三餐不定时和暴饮暴食对胃造成伤害的原理如下：就三餐不定时来说，从小到大，人的身体已经养成习惯，即在三餐该吃饭的时候，胃会分泌一些胃酸。如果这时没有得到食物，这些胃酸就可能对胃黏膜造成损伤。就暴饮暴食来说，过多饮食会造成胃短期内容量变大。而长期进食过少，胃容量也会发生变化，对胃动力造成影响。

　　面对三餐不定时和暴饮暴食这种情况，林园有自己的养胃绝招。她进剧组后，平常会带一些东西：

　　干果、核桃等。不按时吃饭时，就补充些能量。多吃这些东西，不但对身体好，补脑，而且可以变得漂亮。

　　水果。比如香蕉、猕猴桃，既能补充维生素 C，又不会发胖，而且香蕉还有润肠作用，可以减肥。

　　苏打饼干。饿的时候，可以吃一点苏打饼干垫垫肚子。

　　暖宝宝。冬天拍戏，穿的鞋底太薄，可以把它贴在脚底和脚面；或者胃疼、肚子疼时，把它贴在胃和肚子上，就有一些保暖和缓解疼痛的作用。

　　苏打粉。进组必带的一种东西。

　　带干果、核桃和水果，来改善三餐不定时的状况，很容易让人理解；但带苏打饼干、暖宝宝和苏打粉养胃，有些让人费解。通常认为，吃苏打饼干会让人很撑。但实际上，苏打饼干对胃很好。小苏打化学名称是碳酸氢钠，有助于保护胃黏膜。如果进食碳酸氢钠，它就可以跟胃酸中和，从而缓解胃部不适。

　　暖宝宝用来暖胃，在医理上也有这个说法。胃病的诱因很多，其中最主要的因素是饮食和环境，而环境里面最主要的一点是受凉。夏天在空调房中，或者冬天爱美穿得少，导致受凉，就可能对胃肠道造成刺激，比如胃蠕动过慢或者胃发生痉挛。所以，随身携带暖宝宝这类东西防止着凉，很有好处。

无论在剧组，还是在家，林园还有一个养胃秘籍：吃小米苏打粥。从中医传统理论上来说，小米是非常养胃的东西。而小苏打本身有中和胃酸的作用，对胃酸过多或者上腹疼痛可能有所缓解。而且，加入小苏打之后，粥会变得黏稠，口感很好。

专家暖心提示

陈宁（北京大学人民医院消化内科副主任医师）：小米苏打粥做起来很简单，把小米煮好后，倒点小苏打就可以了。但要注意，小苏打要配着米，不能放太多，且要放均匀一点。

别把吐酸水不当一回事儿

很多人年纪轻轻，就经常怨叹："哎呀，今天不跟你们出去吃饭了！"问怎么了，统统回答"胃酸"。

以前，老年人出现吐酸水的情况比较多，但现在年轻病例在增加。一方面是由于人们饮食习惯改变，吃的东西越来越刺激；另一方面是由于饮食西化问题，不少人吃麦当劳、肯德基，吃成胖子，胖子更容易泛酸。

常吃的食物里，有些可以诱发泛酸，比如红薯。红薯里边含大量淀粉，吃下去以后，大部分在胃里可能转化成糖，导致泛酸。紫薯也一样。

蛋糕也会导致泛酸，因为蛋糕里面有奶酪，这些成分到胃里，可能造成胃排空延迟——在胃里，东西不向下走，反而泛上来。

另外，韭菜、辣椒、山楂、酒、咖啡、烟，都会诱发泛酸。酒喝多了，吐完以后，第二天嗓子不舒服，就是因为吐上来的东西里有胃酸，把嗓子烧坏了。咖啡导致泛酸，最主要是由于咖啡因造成胃酸增加；另外它可能影响胃跟食管之间的屏障功能。现在爱喝咖啡的年轻人越来越多，甚至很多人养成了习惯，一天不喝一杯就没精神。这个习惯不大好。抽烟也会导致泛酸。

刺激性食物吃得过多也容易泛酸。尤其是机体有一个基础的情况——胃跟食管连接功能相对较差，即把住门的情况下，更容易出现泛酸。但是，为了不泛酸，从此之后就再也不吃会导致泛酸的食物，也没必要。对有胃食管反流病的人来说，尽量少吃就可以了。

其实每个人都会泛酸。偶尔泛一次酸，譬如酒喝多了，泛一次酸，这是生理性反流，没问题。但一旦一天、一周，出现两到三次以上的烧心、泛酸症状，就可能带来胃食管反流病，是病理性状态，而非生理性状态。

胃酸的腐蚀性很强。但是胃酸要是在胃里边，就没问题；要是跑到食道，轻者会有烧心、烧灼、胸痛的感觉，重者则会造成食道炎症，叫反流性食道炎。反流性食道炎就是东西该往下走，却往上跑了。甚至反到口腔以后，造成咽炎、声带发炎、牙齿损伤。有些人牙齿松动、脱落，就跟反流性食道炎有关。

胃食管反流病症状轻的话，病人自己能解决。吃点碱面、苏打饼干或者一些简单的抗酸药，就可以了。症状比较重或者有食道炎的话，就得找大夫。大夫会根据病人烧心、泛酸的程度，给病人做胃镜，看看有没有到食道炎的程度，然后给病人用一些药物，包括一些效果更强一点的抑制胃酸分泌的药物。

专家暖心提示

尚占明（首都医科大学附属北京朝阳医院主任医师）：其实，胃里平时应该有胃酸，它可以帮助消化。吃大餐以后，胃酸能把食物消化掉。但是一旦胃酸跑到食道或者咽喉，病人就可能感觉烧心或者嘴里泛酸。

病痛：风起于青萍之末

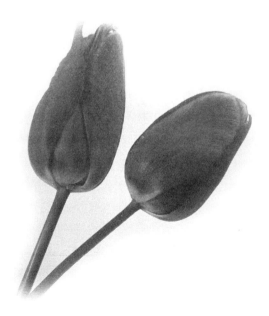

疼痛也是一门学问

疼，其实是单独的一种病。

现在，医院里有疼痛科，它是专治各种疼痛病的一个科室。比如，偶尔出门不小心摔一跤，把骨头摔了。绝大部分人把骨头接好以后，就不疼了。但是，有一部分人骨头长得好好的还疼。这时，问题就不在于骨头，而在于这个疼本身就是病。遇到这种情况，就得找专门治疼痛的医生诊治。

一般来说，急性疼不叫病。突然心疼，可能是心绞痛；突然肚子疼，可能是阑尾炎。这些疼不能当病看，而是疾病的症状，提醒人们赶紧去看大夫。但是，各种腰疼、腿疼、头疼，反反复复，疼一个月以上，就是疼痛性疾病了。

疼痛性疾病可分为三大类。有四成的人是颈肩腰腿疼，比如肩周炎、腰椎间盘突出、颈椎病、腰椎病等。尤其是一些白领、室内工作者、长期久坐且伏案工作者，哪怕年轻，颈椎、腰椎劳损也很严重。还有大概三成的人则是各种神经痛，比如三叉神经痛、坐骨神经痛、肋间神经痛等。这类疼痛发病率很高。还有一大类是癌痛。人得癌症后，非常疼。颈肩腰腿痛病人、神经痛病人、癌痛病人，构成了最主要的疼痛患者群。

无论是生活还是工作，疼痛都会把人折磨得不行。因此，有些人会幻想无痛无感，就像李连杰演的电影《黑侠》中训练武士达到的境界那样。

但是，人如果没有痛觉，是难以想象的。人得了病理性疼痛，可以解除。然而，没有疼痛作为报警系统呵护人的话，人将不能健康长大。举个加拿大很著名的医学例子。加拿大的一个医生家庭中，爸爸是医生，妈妈是医护人员，他们有一个女儿。作为医生的爸爸第一个发现女儿对痛觉不敏感：骨折了不知道，一定是一瘸一拐的时候，她才知道自己骨折了；发高烧，直到昏迷，大人才知道她疼。这个女孩儿没有痛觉的表达，也就不知道危险的存在。避不开危险，健康成长便是奢望。她大概 12 岁时就死于严重的感染了。

现代医学可以使疼痛的人在一定程度上减轻疼痛，但没有办法使无痛的人变得有痛。先天性痛觉丧失的病人，即先天性无痛儿，一般会夭折。面对这个充满危险的世界，先天性无痛儿不能自我提防。而众所周知，人体有很多种感觉。这些感觉传到大脑，我们能知道，并采取预防措施，比如天冷加衣服，天热开空调。人体的痛觉也是通过神经系统，像电流一样传到大脑，我们才知道的。比如脚指头突然碰了一个钉子，或被割一刀，就是通过管脚指头的神经传到脊髓，从脊髓又传到大脑，才使我们感到疼痛的。而且，这个过程在瞬间完成，即脚一碰到钉子，立马就能知道疼。这是一个完整的痛觉传导系统。

专家暖心提示

樊碧发（中日友好医院疼痛科主任医师）：针对颈肩腰腿疼患者来说，有句俗话叫"站着说话不腰疼"，其实，这倒是一个缓解疼痛的方法。

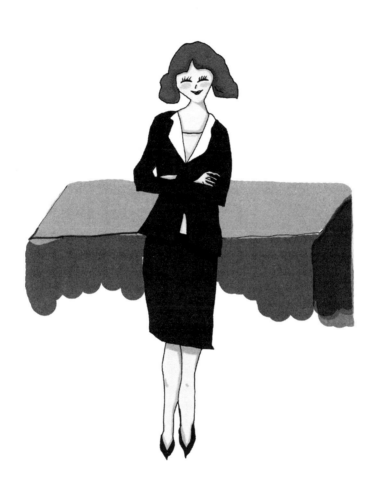

说出你的痛很重要

一半以上的人说不太清楚自己的痛，这给看病造成了很大麻烦。

关于痛，有不少描述：跳痛、胀痛、烧灼痛、痉挛疼痛等。

跳痛，顾名思义，就是一跳一跳的疼，即老百姓所谓的"一蹦一蹦的疼"。比如年轻人经常发生的偏头痛。

胀痛，一般是肌肉劳损性疼痛。比如爬山，爬得很累，小腿肚子又酸又胀的疼痛。

烧灼痛，即火辣辣的疼痛，各种各样的疼痛都火辣辣的。比如得了带状疱疹后的神经痛，以及糖尿病周围神经病变的疼痛，都是火辣辣的疼痛。但凡神经出了毛病的疼痛，都是火辣辣的疼痛。

痉挛疼痛有很多，比如抽筋、中风。

电击一样的痛。举个例子，这人有颈椎病，脖子一扭，"唰"一下像过电一样，大拇指根儿都疼起来了。再比如，腰椎间盘突出，腰疼，直到腿疼，像过电串到脚，甚至到脚底、脚指头等，这些都是电击一样的疼痛。颈椎病压迫神经了或者腰椎病压了腿的神经，往往是电击一样的疼痛。

爆炸般的痛，多见于脑子出了毛病，比如常说的脑出血、颅脑损伤等。脑子里压力高的时候，往往形容脑袋像爆炸一样疼。

麻木痛。跷二郎腿时间长了或者把麻筋压了，腿又麻又痛，不能着地，得活动很久以后才能恢复过来，这就是麻木疼痛。这种腿又麻又痛的人有很多。

对大多数白领来讲，由于生活不规律、三餐不按时，还会有胃痛。胃痛分很多种，比如烧心，或者像胃痉挛一样的疼痛。经常说的胃痛有两大类：空腹疼和进食痛。一饿或睡到半夜，突然胃疼，这类病人往往叫空腹疼。他们可能有溃疡病——胃肠、十二指肠溃疡，饿的时候就疼，吃饱了就好。相反，还有一种胃肠道病人，饿的时候好一些，一吃饭就疼，这叫进食痛。一般，有胃炎的病人，容易进食痛。

看病时，说清楚你的疼痛非常重要。它可以让医生以最快的速度判断出病因。要首先说疼从哪里来、发展过程是怎样的、怎么样的疼法，这对医生的诊断非常有用。举个牙疼的例子。可能一开始是下牙疼，疼得时间久了，半拉脑袋疼，再疼得厉害了，整个脑袋都疼。如果一到医生面前，首先告诉医生"我整个脑袋疼"，但没说清楚一开始从哪里疼，就不容易让医生诊断。再比如腰椎间盘突出的病人，可能先是腰疼，然后腿疼，最后到脚指头疼。如果一上来就说"医生，我脚指头疼"，那么肯定把医生误导了。其次，看病过程中，还一定要告诉大夫，什么时候、什么情况下疼痛加重了，做了什么动作又使疼痛缓解了。这些都表达了你疼痛的不同情况，医生会据此判断，你到底得了什么样的病。

专家暖心提示

　　樊碧发（中日友好医院疼痛科主任医师）：痛风和中风是两种不同的病。常说的脑出血、脑栓塞，是中风。而痛风是好东西吃多了导致的，比如喝啤酒、吃肉太多。痛风也会导致关节疼痛。

天下第一痛

　　无论头痛、心痛，还是分娩痛，落到人身上，似乎就是100%的痛。人们都想获取别人更多的同情，来强调自己有多痛，但是谁知道"天下第一痛"是什么痛呢？

　　在很多人的心目中，女人最痛的一件事是分娩。老话说："不生孩子，不知道肚子疼！"然而，生孩子的痛虽然比较痛苦，却还不是最顶级的痛。从疼痛科大夫划分的十级疼痛来看，分娩痛在七级左右，介于痛与最痛之间。因为就个人来讲，有的人分娩一点也不疼，有的人则疼得要命，取中位的话，就是六七级疼。

　　对男人来说，致命的痛是生殖器痛。这种痛非常剧烈，最痛的时候可以休克、死人。生殖器如果损伤严重，可以达到九级疼；即便轻轻磕碰一下，也有三四级、四五级痛。因此，对付那些在路上图谋不轨的人，可以踹他们的生殖器。很多教女人的防敌术、防狼术，就会提到直踹生殖器。

　　生活中常见的痛风、痛经，也可以达到很痛的程度。痛风，要是发作不严重的话，是三四级痛；要是特别厉害、令人恨不得把手剁下去的话，则能到八九级痛。痛经则因人而异。有些女生只有轻微的痛经表现，即生理期有隐隐约约的肚子疼，这大概是五级痛。还有些女生痛经的时候，疼得满身冒汗、脸色苍白、血糖都低了，甚至会疼得休克，这就是八九级痛了。

然而，这些都不是"天下第一痛"。真正的"天下第一痛"是三叉神经痛。它表现为牙疼。举个真实的病例。曾经有一个老年人说牙疼，每拔一颗牙能止一分疼，最后一口牙都被拔光了。医生问他还要拔什么，老头笑着说，牙不能拔了，再拔就把牙床拔下去了。最后发现他是三叉神经痛，而无辜的牙都被拔掉了。

三叉神经是从脑子里发出的一条神经，用来支配各种各样的神经。只要它疼起来，半个脸就像过电般剧烈疼痛。有的人形容像被强烈的电流击中了，有的人形容像撕裂一样，还有的人形容像撕脸，脸上的肉一层一层被撕下来。所以说，痛不欲生。

生活中，弄清疼痛的轻、中、重级别非常重要，它决定着怎么预防和治疗。遇到轻度疼痛，可以不干预。所谓轻度疼痛，就是不影响工作、吃喝、休息睡眠的痛。遇到中度以上的疼痛，病人就一定要看病。中度疼痛在四到六级区间，可以表现为断断续续的痛，好不容易晚上入睡了，但是一翻身，又被痛醒。要是整夜不能合眼，痛得满地打滚，这一定是重度疼痛，必须马上就医。

专家暖心提示

　　樊碧发（中日友好医院疼痛科主任医师）：三叉神经痛的话，痛的那面连脸都不能洗。比如右侧三叉神经痛的人，洗脸只能用毛巾蘸着洗一半脸，另一半就不能洗。甚至漱口也是这样，只能一边动。

高精尖的止痛方法

治疗疼痛是一件纷繁复杂的事情。那么，如何治疗疼痛才能减少痛苦呢？下面介绍几个高精尖的止痛方法。

首先介绍微创介入治疗法。过去治疗腰椎间盘突出，一般采用开刀的方法。现在医学发展了，腰椎间盘突出以后，压迫了神经，不用开刀，可以直接用射频热凝针砸到突出的地方，使突出的地方凝固、消融，然后把空间留出来。这种方法创伤小，只有一个针眼，即用微创介入的办法治疗腰椎间盘突出——这是从根本上治愈腰椎间盘突出的一种方法，也是让很多患者十分满意的一种治疗方法。

接下来介绍神经阻滞疗法。人体就像电路图，无论扎哪儿，都可以通过神经传到大脑，从而感觉到疼。疼痛科大夫知道哪根手指头的疼痛连着哪根神经。比如，腰神经跑到腿上去了，那腿疼就可以不治腿，而在腰上把这条神经阻滞了。这是疼痛科大夫常用的神经阻滞疗法，是最简单、快速、有效的止疼方法。很多人担心这种疗法会让此处疼痛消失的同时，也让其他感觉消失。其实，这种疗法只会阻滞疼的那根神经，不会损害别的神经。

当然，针对一些非常特殊的疼痛，用前两种治疗方法可能会稍显无力，这时，可以用神经调控疗法。譬如，一个人进行腰背部手术后有疼痛综合征，这时，就可以用神经调控疗法。我们知道，在心脏不跳的情况下，可以用心脏起搏器；有时候脑子功能不好，可以用脑起搏器。同理，颈肩腰腿痛时，也可以用脊髓起搏器。这时，只需弄清神经系统的分布，然后在不开刀的情况下，放一个特小的电极，把电极直接通过一个缝，插到管疼的脊髓间隙里。完了以后，不断地给它发放电信号。这样，就把痛觉信号阻断了。这种疗法还有助于神经系统的修复，所以叫神经调控治疗。这是疼痛科乃至全世界范围治疗顽固性疼痛的一个好办法。

如果得了癌症，没有痛还好，一旦有痛，又只治癌症不治疼痛的话，人就活不久，而且生活质量也不高。最正确的方法是，肿瘤科专家全力治癌症的同时，疼痛科专家努力控制疼痛，两者结合起来，病人愈后才能更好地生活。

治疗癌痛有很多办法。比如下肢骨癌转移，腿疼得厉害，可以把管腿的神经阻滞了。另外，可以通过口服吗啡类药物治疗疼痛。但是口服吗啡类药物量太大时，对人体有毒害。现在有一种办法——直接把吗啡类药物植入脑脊髓里。这是一个很小的穿刺的方法，需要一套设备。设备很智能，可以自己感受到疼到了几级，然后决定用量。用这个方法的效果，是口服吗啡效果的三百倍。很多副作用也大大降低。对全世界来讲，这是治疗癌痛最先进、最顶级的方法。

专家暖心提示

樊碧发（中日友好医院疼痛科主任医师）：腰椎间盘突出，如果往前面突，就没有毛病——因为前面没有神经，所以戳不到神经。而往后面或侧面突的话，就使神经受到压迫了，要治疗。

肛检也不能检出直肠癌

肠道肿瘤的发病率，现在已经占到中国整个肿瘤发病率的第四位，而且还处于上升阶段。

大家之所以觉得癌症凶猛，并不是因为它有多难治，90% 的癌症在早期发现时是可以治愈的。但是，癌症可怕就可怕在，早期症状不明显，而当它特别厉害的时候，去医院可能就是晚期了。

因此，同样是直肠癌，去医院的早晚则决定了两个人不同的命运。一个主任级的教授便血了，没有重视，一年以后查出直肠癌，手术做完后半年就去世了。而另一个老专家，发现便血以后，及时做检查，查出直肠癌又及时做手术，五年过去了，依然非常健康。

肛肠科医生的手指很厉害，进直肠摸一下就能准确地诊断是否是直肠癌。有的地方通过手指虽然摸不到，但是肛肠科医生把手指从直肠拿出来时都有一个习惯——看一下指套上有没有其他污染物，比如血液、黏液，尤其是血液。如果拿出来的指套上面有血液，就要去做一个肠镜。肠镜可以把直肠整个都检查一下，避免错过任何抓住直肠癌的机会，以赢得治疗时机。

判断肠道有没有问题、是否是直肠癌，可以看看是否便血。便血是直肠癌甚至结肠癌最主要的一个改变症状。但是，便血不一定是直肠癌。

有人统计，上百种肠道疾病，都有可能便血，比如肛裂、痔疮、消化道出血等。肛裂出血会很疼。消化道出血是黑色的。从血的颜色上来看，如果肿瘤长在直肠位置，很多时候容易跟痔疮相混淆——由于长的部位差不多，出来的血颜色也就差不多，都是鲜红色的。所以，通过血的颜色变化，可以判断肿瘤的大概位置。

当然，判断是否是直肠癌，单看便血是不行的，还要看便血里面有没有其他掺杂物，比如黏液、粪便。如果血液里面又夹杂着一些黏液和粪便，或者是颜色比较暗的一些腐败东西，那么这时候就要格外重视。

除此之外，还要闻一闻气味。肿瘤到晚期，瘤体会腐烂，并流出一些分泌物，然后发出一种恶臭，像肉腐烂了那样的味道。

有些人得了癌症，却不愿意做手术。这是因为肿瘤长在直肠七厘米以上的位置，完全可以顺利地保住病人的肛门；但是，如果长的位置非常低，手术过程中就会破坏掉病人的括约肌，可能保不住其肛门——也就意味着手术完以后，病人可能得从肚子上排便。而很多人每天要应酬，这让他们感觉很没面子。

其实，这只是一个认识和习惯问题。做手术，可能不能在原来位置保留某些功能，要改到别的地方，但是，这样的话，可以使肠道保留一些基本功能，对营养的吸收、粪便的排出不会产生太大影响。直肠癌早期不容易发现，既然发现了，就不要有太多顾虑而耽误病情，要以生命为主，及时做手术。这样的话，完全有治愈的可能。

专家暖心提示

王晏美（北京中日友好医院肛肠科主任医师）：不是所有的直肠癌患者都会出现便血症状，很多晚期直肠癌不一定出血。

肺癌也有免死金牌

目前，在中国导致死亡的癌症中，肺癌已经排名第一。肺癌到了晚期，病人不单是生命问题，就连生活质量、人的尊严都无法保证。这时，他们会出现呼吸困难、喘不上气、恶心呕吐等症状。有的病人摔一跟头，就骨折，最后截瘫。还有的病人则声音嘶哑，整个脸全肿。

肺癌在早期的时候很隐蔽。这是肺癌死亡率高的一个重要原因。可以说，目前中国临床确诊的肺癌病人，80% 以上是晚期，只有 20% 以下才是早期。

诊断和筛查肺癌，以前用的多是胸片检查和胸部透视。但它们不够准确，灵敏度差，会漏掉很多早期的肺癌。所以，很多国家已经把胸透、胸片淘汰，只要一体检，直接就做 CT。

值得强调的是，如果肺部病灶很大，那么，胸片能发现，胸透也能看见。但是这时候，已经不是早期了。而病灶只有一个小结节时，这个小结节可能在肋骨、心包或膈肌后面，如果用胸透或者胸片检查，就可能漏掉；如果结节再小二分之一，就更难发现。所以，用胸部 CT 检查，代替胸片和胸透检查，可以发现早期肺癌。

对于年轻人，重视健康体检就可以；但是对于肺癌高发人群，就要做深度的健康体检。如果年龄达到 45 岁，生活在肺癌高发地区，有职业的致病因素，有肿瘤家族史，有吸烟史，以前肺部有疾病，建议这些人一定要做胸部 CT。

　　然而，大家会担心，像 CT、核磁、PET-CT，随着准确度增加，辐射量也跟着增加。其实，没有必要担心，因为有一种"低剂量的 CT"。这种"低剂量的 CT"在做肺癌的筛查和体检时，用的不是常规剂量，而是 CT 常规剂量的六分之一。这样，连续做六年，才相当于用普通 CT 的剂量做一次。

　　很多人觉得去医院检查麻烦。实际上，现在随着医学发展，肺癌在诊断方面有了很大进步。针对早期肺癌，做手术跟三四十年前完全不一样。三四十年前，要开一个很大的切口，手术者的手在胸腔里操作。现在则发展成三个手指头粗的一个孔洞，用射频消融而非外科手术来解决肿瘤问题——这叫微创手术。

　　射频消融操作的基本原理是，用射频消融针杀死肿瘤细胞。射频消融针的后面有一个刻度，当推拉针尾时，针头处会伸出九根小爪子，叫毛状针。每根毛状针都能通过大夫定位，到达肿瘤要求到达的位置，从而把一个类圆形的肿瘤均匀地包绕在里面。然后，通过升温——机器可以测算到每根针的温度——达到很高的温度，把肿瘤消融。

　　射频消融，控温技术非常好，只会在肿瘤部位产生高热，使之产生坏死，但是周围的组织，比如一些血管或者其他脏器，是不会有任何损伤的。手术时，把针刺到肿瘤的中心，然后，通过定位，把毛状针逐个打开，打到肿瘤要求到达的部位。操作完毕，先收针，再从肿瘤内慢慢撤出。

　　我们在生活中要多多注意，且不要讳疾忌医。每年做一次健康体检，就会远离疾病。

专家暖心提示

　　支修益（北京市宣武医院胸外科主任医师）：射频消融能做到很好的局部控制，被称为"物理的靶向治疗手段"。

别让胃癌盯上你

　　一个刚刚毕业的年轻大学生，既没有找工作，也没有谈朋友，更没有去旅行，而是转身去了医院。他不是攻读医学的研究生，而是去做病人了。而且他的病还不小，是胃癌晚期。这是一条新闻，也是一个警钟：疾病不会因年轻而远离我们，也不会因年轻而放过我们，每个人都可能成为潜在的胃癌高危人群中的一员。

　　现在，得胃癌的人群越来越年轻化了。过去，一般五六十、六七十岁的人才得胃癌，现在很多二三十岁的年轻人就得了胃癌，而且是晚期胃癌。

　　胃癌部位主要在贲门、胃窦这些地方。食物吃下去以后，先到食道，再到贲门，贲门处容易长贲门癌。另外，胃窦处容易长胃窦癌。

　　胃癌的发生主要分三方面：第一，和遗传有关系。癌症有家族性，父母有胃癌，孩子就是胃癌高危人群，要注意。第二，环境因素。胃癌可能跟水、土、空气等有关系。第三，世界卫生组织认为，胃里的幽门螺杆菌感染是导致胃癌的重要因素之一。50%～60%的中国人，有幽门螺杆菌感染。在一起吃饭，你夹一筷子，他夹一筷子，唾液里面可能带了细菌，就容易感染幽门螺杆菌。

检测幽门螺杆菌感染的方法很多。吹两口气检测是最简单也最准确的方法。检测的时候，不能吃饭、喝水、抽烟。一早起来空腹往一个专门的收纳袋里面吹口气，然后密封起来，再吃一片药，过半小时再吹一口气，就能检测是否有幽门螺杆菌感染。另外，做胃镜也可以检测。

现在临床上治疗幽门螺杆菌感染一般吃抑制胃酸的药、消炎药和胃黏膜保护剂。80% ~ 90% 的人吃十到十四天，能根除幽门螺杆菌。

胃癌之所以往年轻人身上跑，是因为大多数年轻人有几个特点。一、饮食不规律。即常说的"饥一顿，饱一顿"。这种人特别容易得胃炎、胃溃疡，进一步发展就到胃癌。二、熬夜。很多年轻人喜欢熬夜。实际上，胃黏膜过两三天便要修复并再生一次。胃黏膜修复往往发生在晚上，晚上如果不休息，胃黏膜就得不到休息，修复也就不好，这就容易导致胃炎、胃溃疡和胃癌的发生。因此，睡觉要定时，不能熬夜。一般来说，建议 11 点之前睡觉。三、长期食用熏烤、腌制的东西，以及麻辣烫、隔夜的饭菜等。尤其是隔夜的菜，里面有很多亚硝酸盐，通过细菌进一步分解，可变成亚硝酸胺。亚硝酸胺是非常容易致癌的东西。

生活中，有些人喜欢上班的时候带便当。带便当，最好把饭、菜分开装。而且，最好用玻璃器皿，而不要用材质会引起化学反应的饭盒，比如塑料饭盒。另外，吃之前，最好把饭菜热透。

一旦得了胃癌，要做到早治疗。如果发现是早期胃癌，那么完全可以治好。在胃镜下，就可以把癌灶切除。此外，还可以采用放疗、化疗、中药治疗等手段。

专家暖心提示

李军祥（北京中医药大学东方医院消化内科主任医师）：

在餐馆里吃饭时，往往要打包。建议素菜最好不要打包。另外，别人夹过的东西，由于混进了唾液等，就容易变成细菌，并被分解成亚硝酸盐、亚硝酸胺等致癌物质。

病毒传染也能致癌

说到病毒传染，人们一般会想起传染病。但是，实际上，宫颈癌也可以通过病毒来传染。

宫颈癌的病因叫人乳头瘤病毒，就是检测时常常看到的 HPV。虽然 HPV 与艾滋病病毒的缩写 "HIV" 在写法上只差一个字母，但是它们完全不是一回事。

HPV 现在已经被发现的有一百多种。其中，真正和宫颈癌相关的只有十几种。最常见的引发宫颈癌的是十六、十八型。当体检报告上十六、十八型呈阳性时，就要特别注意了。接下来要检查，看看是否有病变。如果有病变，就需要治疗。若只是单纯的 HPV 感染，则可以观察。大部分人感染 HPV 之后，一年左右，会自然消退。因为通过自身的免疫力，可以把病毒清除。

HPV 主要通过性生活直接传播。但是，正常的一对一的夫妻生活，传播感染 HPV 的可能性比较小。传播感染 HPV 主要与性伴侣多有关。一旦性伴侣多，通过交叉感染，就可能被传上。曾经有个病人，是宫颈癌晚期患者。她只在二十年前有过一个男朋友，后来就再也没找男朋友，也没结婚。可是，她得癌了。可以说，她的生活是非常正常而且自律的，但是因为她的前男友有多个女朋友，她就被传染了HPV。而且二十多年前感染，到二十年之后才发生病变，这之间有一个很长的潜伏期。所以，也提醒大家：不论结没结婚，只要有性生活了，性生活一年之后，最好到妇科做一个相关检查排除一下。

现在，随着性观念的开放，一些年轻女孩也容易得宫颈癌了。曾经有一个二十二岁的女孩，被诊断为宫颈原位癌——这是没有转移也没有扩散的一个癌前病变，还不属于常规说的"癌"，几乎是癌症里面最好的一种状况了。这个女孩儿从十八岁就开始有性生活，短短四年里，有四个男朋友。好在发现得早，做一个简单手术，就好了。

有些人知道HPV感染与性伴侣多有关，所以，就采取很多安全措施，比如用避孕套等。但是，避孕套能否阻止HPV病毒感染，现在还没有定论。事实上，避孕套有可能不能完全阻断病毒感染。而且，人们也很难做到每次性生活都坚持用避孕套。

目前，尚没有一种药物能明确治疗HPV感染。但是，预防宫颈癌的疫苗是有的。在很多西方国家以及中国的香港、台湾地区，已经可以应用针对HPV的疫苗；中国大陆地区还在临床实验中，还没有正式用到临床上。

专家暖心提示

吴令英（中国医学科学院肿瘤医院妇科主任医师）：不像艾滋病可以通过母婴传播，HPV通过母婴传播的可能性非常小。有的人担心共用浴盆会被传染HPV，这种可能性也非常小。

晒太阳也会得癌症

还记得《非诚勿扰》里面，因为黑色素瘤而最后死掉的李香山吗？说起黑色素瘤，你或许感到陌生，但是说起痣，你一定不陌生。

当然，黑色素瘤已经不是痣了，而应归为皮肤恶性肿瘤的一种，因为它的恶性程度非常高。但是大部分黑色素瘤是由痣演变来的。

总体来讲，黑色素瘤的发病原因不很确切。但是有一些高危因素可能导致黑色素瘤的发生率增加。最典型的例子发生在澳大利亚的昆士兰地区。那个地方，阳光、沙滩、海浪都很美，紫外线非常强，也是全世界黑色素瘤最为高发的地方。经过流行病学调查，可能的原因，首先是累积的紫外线暴露，即长期大量地暴露在紫外线下面所引起的黑色素细胞的恶变。其次是严重的紫外线烧伤。偶尔暴露在紫外线下可能没有关系，但是若出现一次非常严重的日光性皮炎、紫外线性皮炎等，就会导致黑色素瘤发生的危险性增加。现在越来越多的儿童会和父母一起出外旅游，长期暴露在紫外线下；还有很多家长每天抱着孩子出去晒太阳，给孩子补钙。要知道儿童处于生长发育期，本身皮肤非常娇嫩，过度地暴露在紫外线下可能会使他们成人以后发生黑色素瘤的概率增加。因此，要注意适量晒太阳，不能过度。比如婴儿时期，每天出去一两次，每次晒半小时，这是可以的。但要是一天老不回家，在外面三四个小时地晒，显然就过量了。

　　除了紫外线以外，还有一些其他因素，包括全身多发的良性痣。大多数人身上有十几二十多颗痣，这是正常的，但是有的人身上的痣明显要比正常人多。痣越多，其中发生危险的、有隐患因素的痣也可能越多。另外还有一些先天性发育不良痣。这个痣先天长出来，从形态、颜色和外观上看就不是一个发育正常的痣。还有一种是儿童先天性较大的痣。有的孩子生下来，在身体的某个部位就有一个比较大的痣。有的研究结果发现，儿童生下来的痣如果直径大于一厘米，发生恶性黑色素瘤的概率就非常大，大约 50% 会发生恶变。因此，家长必须注意。还有就是有过黑色素瘤病史的患者，他们再次发生黑色素瘤的概率也比正常人要高。所以这些人也要特别小心。

　　据文献统计，就中国人来讲，黑色素瘤的高发部位在四肢，包括手、脚、腿这些地方。其次是头面部，因为头面部经常暴露在阳光下。最后是躯干。还有一个在国内外是比较少见的，发生在黏膜。黏膜包括口腔黏膜、眼睑的一些黏膜，甚至还有女性的生殖器的黏膜。

　　减少黑色素瘤的发生，可以从预防不好的痣的发生开始。首先，要减少不良的生活习惯，避免大量的紫外线照射。本来自己不黑，非要去晒黑的，甚至在健身房、美容室里也要把自己晒黑的，这个能避免尽量避免。其次，要定期进行自我检查，早期发现不好的痣，把它扼杀在摇篮里面。有一个很好的做自我检查的方法——自我照相法。现在的手机特别方便，自拍就行。如果全身痣比较多，可以一到两个月做一次，比如洗澡的时候，在卫生间面对一面大镜子，先照一个全身像，看痣长在什么位置；然后对于个别比较多或者比较大的痣，用一把尺子放在痣的边上量一下，进行局部照相；最后过三个月或半年，重新照一次，把以前的照片找出来对比一下，看看这些痣发生变化没有。

　　经常有一些人因为痣长在脸上，就去进行激光美容，把痣点掉。还有的人拿小刀自己把痣划掉，或者拿线把痣勒掉。实际上，这些都是不安全的行为。在没有辨别清楚痣是良性还是恶性的情况下，建议不要盲目处理。因为如果这颗痣已经是一颗有潜在危险的痣，自行处理以后，就会造成一些不良后果。一方面会贻误治疗，把痣切掉以后，就不知道痣是什么性质的了，等它复发的时候，可能就比第一次长得要大或者深。另一方面可能会加速痣的播散，加速它向皮肤深部进一步生长，简单地说，就是让痣播散得更快、长得更快。因此，如果要做这样的手术，就要在皮肤科医生的指导下，明确知道这颗痣确实是良性的、没有恶变的潜在风险或者说目前没有发生这样一种风险，然后再做相应处理。

当然，现在也有一种流行趋势，就是有的痣长在脸上或者其他什么部位，会让人显得特别俏皮，有人就专门在皮肤上尤其是脸上去种痣。这种行为是否对黑色素瘤的发生有影响，还需要长期的观察。

专家暖心提示

董梅（中国医学科学院肿瘤医院肿瘤内科主任医师）：有的人专门跑到健身房里去晒紫外线舱，把身体晒成小麦色。其实，这是导致黑色素瘤发生的一个很危险的因素。因为紫外线中有几种成分，不论哪种成分，都可能增加黑色素瘤发病的机会。黑色素瘤在爱进行日光浴的白种人群中发生率非常高，也侧面验证了这一点。

无处不在的癌症

创新工场的导师李开复曾在微博上坦诚自己有淋巴系统的肿瘤，当时舆论一片哗然。在为李开复痛心的同时，淋巴瘤这个概念也走入了大众的视野当中。那么，淋巴瘤到底是怎么回事？

淋巴瘤的危险程度很高，因为淋巴系统非常丰富，可以到达全身任何地方。实际上，淋巴系统是遍布全身的一个组织。和血液系统一样，它几乎遍布了人体所有部位，如头颈部、胸部、腋下、肘部、腹股沟、纵膈、腹腔内部等；另外，脏器里面包括胸腺、脾脏和骨髓也都是淋巴系统。

通常，一旦淋巴出现问题，淋巴结就会肿大。如嗓子或牙齿发炎了，在脖子上就会摸到肿大的淋巴结。这是因为淋巴系统是一个防御系统，帮助身体抵抗外来细菌、病毒、疾病等的入侵。但是炎症性的淋巴结和淋巴瘤所引起的淋巴结是不一样的。炎症性的淋巴结通常有几个症状：首先有伴随的感染，其次又肿又痛，另外，炎症消除以后，这些淋巴结就会逐渐缩小或者消失。而恶性淋巴瘤引起的淋巴结虽然会出现肿大，却是无痛性的。

最常见的淋巴瘤发生区域，是颈部和锁骨上的淋巴结区，大多数淋巴瘤发生在颈部和锁骨上。除此之外，还有双侧的腋下。另外，还有一个比较常见、容易检查到的淋巴瘤发生部位是腹股沟——也就是老百姓常说的大腿根。

　　除了无痛性的淋巴结肿大之外，淋巴瘤根据长的位置不同，还可能有一些不同的症状。如果淋巴瘤长在纵膈，人就会觉得咳嗽气短、喘不上气来；如果长在消化系统，人就经常会有拉肚子、消化不良甚至消瘦的表现。淋巴瘤还有一些常见的全身症状，比如发热。另外，晚上睡觉出汗特别多，这个时候，也要特别注意了。还有一种就是不明原因的体重下降。

　　有些人由于年纪大或经常站立，淋巴上也容易有一些结节。拍过 B 超后，医生说是良性的，不需要治疗。但他们总担心良性可能往恶性改变。其实，良性的淋巴结通常是慢性炎症。一般来讲，反复出现的炎症性的淋巴结非常稳定，是不会恶变的。从超声检查上来看，大多数良性淋巴结可以得到确诊——从淋巴结正常的结构、血流的分布能够分辨出这个淋巴结是良性的还是恶性的。

　　体表常见的淋巴结区域，通过很简单的方法，都能摸到。因此，有一个非常简单的自我检查淋巴结的方法——摸淋巴结。摸淋巴结的时候有几个要点：首先，要知道淋巴结都分布在哪些地方，每次检查的时候按照顺序来。另外，手法上也有一些要求。不能捏、挤、拽、拉，要轻柔、平着摸，然后一边摸一边转动，来感觉淋巴结的质地、大小、边缘和变化。常见的淋巴结多属于炎症性的，摸的时候，能感到它很柔软、边界很清晰。但是淋巴瘤引起的淋巴结可不是那样，淋巴瘤引起的淋巴结是非常韧的，而且非常有弹性，就像一个橡皮球一样。

　　实际上，自检的时候，也可以对着镜子自己摸。颈部淋巴结，要从耳前、耳后枕部、颈部两侧，用两手对称地摸，摸的时候用力均匀，一边摸一边做旋转，不能捏也不能拽；双侧的锁骨上、双侧的腋下，一般要交换着手来摸。另外，在大家不太关注的滑车位置，也有淋巴结。

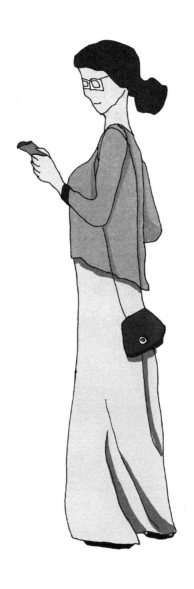

还有一个在腹股沟。摸腹股沟处的淋巴结时，最好躺下，如果坐着，身体要往后轻度地仰一下，两腿往前伸，两侧同时摸。

专家暖心提示

董梅（中国医学科学院肿瘤医院肿瘤内科主任医师）：通常检查身上淋巴结的时候，大多数人选择坐着。其实，在特殊或必要的情况下，也可以选择躺着。医生应该正面站在患者的边上。

不手术也能治癌症

这些年，随着一些名人、明星的英年早逝，一些疾病也被带到了公众的视野当中。比如，导致新闻联播的播音员罗京去世的淋巴癌。

淋巴癌，在医学上的专业名词叫恶性淋巴瘤，常见于年轻人和中年人。年轻人和中年人不管是职业暴露，还是生活暴露，都非常多。比如接触一些不好的化工产品，饮食上不注意，或者生活压力比较大，免疫功能长期处于抑制状态。这些因素都可能导致年轻人和中年人淋巴瘤的发病率增高。

生活中一些特别常见的工种，比如油漆工、装修工、美容师、美发师等，由于经常接触化学物品，容易导致淋巴瘤发生。除此之外，一些不良的生活习惯也会导致淋巴瘤发生率的增加，如吸烟。已经有研究发现，吸烟可能导致霍奇金淋巴瘤和非霍奇金淋巴瘤发病率的增加。另外，还有一些造成免疫系统低下的病毒感染，最常见的是艾滋病，它会导致免疫功能的丧失，也会导致淋巴瘤的发生。

在恶性肿瘤当中，淋巴瘤的治愈率算是非常高的。淋巴瘤分两大类，一类是霍奇金淋巴瘤，一类是非霍奇金淋巴瘤。霍奇金淋巴瘤，80% 以上的患者可以被治愈。即便是晚期的霍奇金淋巴瘤，50% ~ 60% 的患者也可以被治愈。非霍奇金淋巴瘤，50% 以上的患者可以被治愈。

在所有的实体肿瘤里面，只有淋巴瘤可以不把手术当作主要治疗手段。这是由于它的特殊性。淋巴是遍布全身的一个组织，有可能把这个肿瘤切了，它在其他的地方还会长，而且有的时候是没有规律、跳跃性地生长，可能就跑到很远的地方去再长一个，因此，不是手术能去除干净的。

恶性淋巴瘤最主要的治疗方法是化学治疗，即老百姓常说的化疗，其实就是指药物治疗。有的时候，还要再加上生物靶向治疗。生物靶向治疗是用一种特殊的靶向性的药物进行治疗，这种药物能够特殊地靶向在淋巴瘤细胞上，而不伤害正常的细胞。在治疗淋巴瘤上，大多数地方用的生物靶向药物是一种单克隆抗体。这种抗体会与恶性的淋巴瘤细胞表面会表达的一些特殊分子结合，谁表达它就杀灭谁，起到直接杀灭的作用。治疗淋巴瘤的靶向药物，目前大多数是通过输液的方法对患者进行治疗。它进入人体以后，会自己去找它的靶子。因此，比起化疗，生物靶向治疗对正常细胞的伤害要小多了。

但是，靶向治疗不可以全面取代化疗。因为需要检测肿瘤细胞表面是否表达了这些分子。只有表达了这些分子，靶向药物才能有相应的靶点；没有表达这些分子的话，靶向药物进去就像无头苍蝇。这就相当于，恶性肿瘤细胞也分善于表达的和不善于表达的。只有善于表达的才可以用靶向治疗，而不善于表达的就只能靠化疗了。

淋巴瘤治疗还有一些非常重要的方法，比如放射治疗。所谓放射治疗，就是用放射线对有肿瘤的局部进行直接照射。这也是一种非常好的治疗方法。另外，对于晚期复发的恶性程度比较高的淋巴瘤，还可以采取骨髓或者造血干细胞移植的治疗方法。只有极个别的淋巴瘤需要手术，比如长在肠道上，因为出血或者穿孔导致了急腹症的，才需要手术。大多数人通过化疗、放疗、靶向治疗和造血干细胞移植就能取得非常好的效果。

大部分癌症在早期发现的时候是可以被治愈的。而大多数恶性淋巴瘤是因为有症状，或者自己摸到有肿大淋巴结才发现的。通过常规的照胸片、B 超，反倒很难发现。因为大多数恶性淋巴瘤长得比较快。要想在早期发现淋巴癌，有一个简单的、懒人的方法，就是定期体检。现在，中国医学科学院肿瘤医院有防癌科，专门做癌症体检，主要针对高危人群和自我健康意识比较高、有检查需求的人群。高危人群就是那些长期劳累、身体条件不好、免疫功能不好的人，譬如有特殊疾病或者经常长溃疡的人，以及有大量吸烟史、饮酒史，生活习惯不好的人。对于他们，建议四十岁以上每年进行定期体检。

专家暖心提示

董梅（中国医学科学院肿瘤医院肿瘤内科医生）：非霍奇金淋巴瘤中有一种最常见的病理类型，叫弥漫性大 B 细胞淋巴瘤。罗京当年得的就是这样一种淋巴瘤。90% 的弥漫性大 B 细胞淋巴瘤，会表达靶点。所以，如果经济条件允许，又没有特殊合并症的话，绝大多数患者就可以用生物靶向治疗的方法。

韩剧里的白血病

血液科的疾病最常见的是贫血。但是还有一种，我们接触的信息更多，它就是白血病。喜欢韩剧的宅女一定对白血病特别了解，因为韩剧中制造男女生离死别的场景时，一般会安排一个人得白血病，作为催泪桥段。

白血病的发病年龄比较宽，小到几个月的孩子，大到八十多岁的老人。导致白血病的原因不是特别清楚，但是有几种情况比较常见：一是化学药物、化学物质的接触。比如油漆，即便没有直接接触油漆，但是住新房子时，长期受到有害物质的辐射，也可能得白血病。二是一些化疗药物。化疗药物可以治癌症，但它治好一种癌症，也能引起新的癌症。

一般癌症，有症状之后再去看，基本上就是晚期了。但是白血病不是这样。白血病没有早、中、晚期一说，而是有类型的差异，比如慢性的、急性的。

得白血病后，身体会有一些症状。第一，发烧。好好的就发烧了。有个病人发烧一两年，时好时坏，结果是得了慢性白血病。第二，骨痛。既没有运动，也没有外界刺激，好好的就骨头疼。疼起来非常厉害，曾经有个年轻小伙子疼到放声喊。第三，出血。不明原因的牙就出血了，刷牙出，不刷牙也出。鼻子也出血。另外就是，身上没碰就青一块紫一块。第四，贫血。

　　还有一种情况，得了慢性白血病，没有症状。有个女大学生得了慢性白血病，唯一症状是出汗多，有点疲乏。因为年轻觉得没事，结果一检查：血常规异常。血常规异常就是白细胞和血红蛋白高的高、低的低，发生了异常。这可以参考白血病化验单。正常情况下，人的机体的白细胞在化验单上看，在四千到一万之间。如果高了，就要引起高度警惕。另外，要看红细胞。红细胞过低，会引起贫血。第三，要看血小板是否偏低。要是这几个表现异常，就有可能得了血液的疾病，比如白血病。

　　白血病总是跟白细胞联系在一起。白细胞原本是人机体里的重要卫士，但如果超标几十倍，白细胞就成了恶性肿瘤细胞，由原来的卫士变成杀手，杀患者自己。白血病就是人体的白细胞发生了恶性病变。

　　以为得了白血病就治不好，这是陈旧的观念。随着科技的进步，现在白血病是可以治好的。这对白血病患者而言，绝对是福音。白血病的治疗方式主要有两种。一是化学治疗。这在治疗急性白血病里比较多见。慢性白血病靠吃药就能完全控制。二是造血干细胞移植。通过造血干细胞移植，彻底根除恶性肿瘤，从而达到治愈目的。

专家暖心提示

　　张晓辉（北京大学人民医院血液病研究所主任医师）：很多得乳腺癌的病人，经过化疗、放疗，又得了白血病。这是因为化学药物和辐射是非常强大的刺激，对人的损伤很大。

治愈白血病的 "杀手锏"

治愈白血病有一个杀手锏，叫骨髓移植。过去，人得白血病以后，要做移植，只能在同胞的兄弟姐妹之间做配型，而且配型成功的概率只有 25%。关于这种情况，媒体上报道过不少。比如孩子得了白血病。为救他，一些已经离婚的父母复合，重生一个孩子给他配型。有一个比较极端的例子，当母亲生到第四个孩子时，才为大孩子配型成功，特别不容易。

现在，随着社会进步、技术改进，可以做半相合移植。半相合移植就是在配型技术里，不要求全配上，半合就可以移植。这样，可配型的范围就变大了。除了家庭内部成员，供者也可以是陌生人。当然，陌生人不是随便找的，可以到中华骨髓库里配型。现在中华骨髓库已经有几千万个样本了，成功率还是比较高的。但是，要想达到更高的配合率，还得依赖中华骨髓库的规模，即有多少样本。因为一个人得了白血病，要找到一个陌生人和他配型完全匹配，这个概率是三十万分之一。如果库里样本量小，配型成功就很渺茫。而样本量大的话，就意味着在这个库里可以找到几十个人与病人配型匹配，到最后总有一个能成功。所以呼吁朋友们捐献造血干细胞，只要知道自身机体的一个 DNA 信息，就可以挽救一条生命。

采集造血干细胞，非常简单，抽血就行了。抽完血，通过机器旋转，把干细胞留下，然后把其他成分如红细胞、血小板、白细胞再从胳膊输

089

回去。其实，就是机器把造血干细胞留下，剩下的就是一出一进。不是大家想象的把骨髓敲开，抽出来输给病人。

捐献造血干细胞很安全，这里面是有科学道理的。和有生命的物体一样，造血干细胞也有一个生长、发育、衰老、死亡的过程，即便不捐献，它自身也会死亡，捐献了不过是加速这样一个生长代谢过程。另外，人体的造血干细胞主要有两个特点：不仅能够自己复制，还可以分化。自己复制就是复制一个完全一样的细胞。分化就是分裂成其他细胞，并一直发育。捐献以后，人的机体虽然损失了一点干细胞，但是机体有再生功能，可以马上补充。多年来，中国和国际上每年做四万多例造血干细胞的移植，没有发生过一例问题。

捐献造血干细胞，先做个登记就可以了。登记以后，如果查到与病人配型相合，就会通知："×××，很高兴通知你，你与×××病人配型相合了，你愿意捐献吗？"这时候，才是真正地去医院体检、捐献。而不是提前抽出来留在那儿。这是因为，抽出来留在那儿，可能用不上，而且也没法保存。

有人以为，白血病即便治好了，也要靠人照顾，就是处于半自立半不自立的状态，实际上不是这样。白血病患者的最佳治愈结果是，不仅病治好了，而且患者可以回归社会。采用半相合移植的方法治疗白血病，治愈率可达到 70% ~ 80%。而且治愈之后，病人能够正常地工作、结婚、生子。有个女孩高中时得了白血病，骨髓移植以后病愈，考到北京某重点大学，然后又考了研究生，工作、结婚、生孩子，经历着正常人该经历的人生。

专家暖心提示

张晓辉（北京大学人民医院血液病研究所主任医师）：半

相合移植的方法，是北京大学人民医院血液病研究所经过多年探索发明的。从技术、治愈病人、工作体系建设的角度来讲，均处于世界领先地位。国际上大部分称之为"北京方案"。

有种胃肠病得看精神科

胃病太普及了，上班族最常见的病就是胃的一些毛病。

对消化科大夫来说，最棘手、最头疼的是功能性胃肠病。所谓功能性胃肠病，顾名思义，就是功能上的问题，没有器质性问题，做胃镜、肠镜、抽血化验也没什么问题，但病人就是不舒服。不舒服的感觉，在不同部位表现不同。在胃，可以表现为肚子胀，不想吃饭，打嗝；在肠子，可以表现为腹泻、便秘，甚至食道的疼痛。

功能性胃肠病可能是胃肠道的运动功能、感觉功能或者分泌功能出了点问题。这些功能都受神经影响。众所周知，人体由大脑指挥着身体各部位。其实在胃肠道内还有一个小脑，也是很复杂的神经系统。当人体的大脑或者小脑出问题了，或者两者之间的协调出问题了，都会表现出功能性胃肠病的一些症状。

之所以大、小脑不协调，会出现功能性胃肠病症状，是因为人体的大脑神经系统和肠道神经系统之间出现紊乱或不协调，会造成一些物质分泌紊乱，譬如5-羟色胺、多巴胺。这样，人体肠道的运动功能和分泌功能就会出现问题:运动功能过强会造成腹泻,过慢会造成便秘。

举个肠道方面的例子。有个小伙子腹泻四五年了，他一紧张，肚子就疼，一疼就赶紧去厕所，拉了以后就舒服了。他不敢坐公交车，就怕找不着厕所。这就是肠道容易激动的一种病，叫肠易激综合征。他的肠道对外界刺激过于敏感，可能别人吃点凉的没问题，他吃点凉的转身就要去厕所。

再比如一个四十多岁的女人总是胸痛，在很多医院看了，以为是胃食管反流病造成的，但是没有烧心、泛酸等症状，做反流检测也没发现问题，后来才发现是精神的问题。因为她半年前跟老公离婚，孩子又退学，这些压力集中起来，大脑的压力要有出路，就表现为胸痛。后来按焦虑、抑郁方面治疗，半个月以后她就好多了。

针对这类由大脑神经系统影响胃肠神经系统而导致的功能性胃肠病，不能"头疼医头，脚疼医脚"。症状轻的，可以看消化科。通过消化科医生讲解，自己调理、放松，再用一些对症治疗的药物，往往能缓解。症状重的，比如有明显焦虑、抑郁问题，则要分流到神经内科、心理咨询科治疗。很多病人一听，说自己得神经病了，不愿意接受。这样，治疗效果就差。要承认病情，并积极配合治疗，才能取得较好的效果。

身体健康和精神健康不是割裂的，要像关注身体健康一样关注精神健康。

专家暖心提示

尚占明（首都医科大学附属北京朝阳医院主任医师）：很多学生在考试之前，肚子疼得满头大汗，或者总要去厕所。其实，这就是由大脑神经系统影响胃肠神经系统导致的，也算一种功能性胃肠病。

精神刺激让你患上甲亢

一个人以前脾气特别好，人缘也特别好，却突然之间得了甲亢，变成了暴躁狂。这是因为他受了一个特别大的刺激：买了张彩票，没当回事，等开奖时，发现中了一千万，可是他已经把彩票给扔了。

引起甲亢的原因很多，精神刺激是其中一个。精神因素之所以会影响到人体器官的变化，是因为人体整个的平衡靠三大系统：内分泌系统、免疫系统、神经系统。受了精神刺激，神经系统发生紊乱，会影响到自身免疫系统。自身免疫系统出问题以后，会引起内分泌的变化，那么对甲状腺来说，就可能导致甲状腺功能失调，往往发生甲亢。

甲状腺特别容易受到大脑影响，然后，有的人就会得甲亢。得甲亢的病人容易兴奋、激动、发脾气。他们去看病会很热闹。在医生给别人看病时，他们就嫌慢，来回地推门进去看。这些病人从外观上也能看出来：眼睛炯炯有神，比较瘦，衣着也比较少或者大汗淋漓。有个学生，因为高考压力相当大，集中的压力使他自身的免疫系统发生问题，得了甲亢。到医院看病时，他的症状消瘦、出汗、心慌、没劲儿。

强烈的精神刺激，不管是来自压力、体验，还是生活中的一些变故，都可能诱发一些人得甲亢。尤其是一些比较恐怖的场景——之前没有经历过，也没有想到，突然一下出现在面前的那种刺激、那种感同身受的害怕，很容易诱发甲亢。

有一个女性目睹一场惨烈的车祸，这个强大的精神刺激诱发她得了甲亢。还有一个记者，在汶川地震时去做志愿者，看见了很多悲惨场面，受了很大刺激。她本身是糖尿病患者，结果回来以后，总是消瘦，血糖也比原来不好控制。住院做进一步检查时，天气不很热，别人都穿着长袖病号服，她却总穿一个吊带背心。而且她比较爱说、易激动。最后，做甲状腺功能检查，综合起来发现，她就是甲亢。

但是有的人经历同样的事，却不会得甲亢。这是因为：

一、有精神刺激或者强大的压力，不是每个人都会发病。

二、和自身性格能不能释放这些刺激有关。

三、和遗传有关。有甲状腺功能亢进病家族史或者自己以前得过甲亢的这类人群，是易发人群。

甲亢是一种比较幸运的自身免疫性疾病，可治愈。患者可以通过口服药治疗，疗程是有一定时间的，一般一年半到两年，大部分人都能好。甲亢还可以采用同位素治疗，即把放射碘聚集在甲状腺组织，杀伤多余的甲状腺组织，这叫"不流血的手术"。此外，还有一种治疗甲亢的方法是手术，通过手术把甲状腺部分切除。

若患者有甲亢病史，要想预防甲亢，就要尽量调整好心态，工作压力不要太大。另外，家庭要和睦。有些人家庭不和睦，经常吵架，每天鸡飞狗跳，这也是诱发甲亢的一个原因，要尽量避免。

专家暖心提示

徐援（首都医科大学附属北京朝阳医院内分泌科主任医师）：一般的刺激，比如跟谁吵个架、领导批评一下，是不至于得甲亢的。只有强烈的精神刺激，才会诱发甲亢。另外，性格比较开朗的人不容易得甲亢，内向的人则容易得。

手机依赖症之诊断法

现在，使用手机、迷恋手机、依赖手机的现象很多。大多数人早晨起来第一件事就是摸手机，晚上睡觉前最后一件事也是看手机。而且出门去饭店、宾馆，还必须找有无线网络的地方。否则，就觉得被世界抛弃了似的。

手机跟人类的生活密不可分，它带来了很多益处，但同时也让人类过分依赖它。然而，并不是说所有用手机的人，都有手机依赖症。

手机依赖症目前还没有纳入精神科的诊断标准。但是，临床上有些医生根据症状学，对既往一些类似病，如病理性赌博的认识，编了一个大概的测查表，叫八分之五量表。这个量表可以帮助大家判断自己是否有手机依赖症。

八分之五量表，即总结了八个条目，满足其中五个的话，就高度怀疑被测者有手机依赖症。量表如下：

手机依赖症表现：

1. 着迷于玩手机。

2. 为了达到满足感，不断延长玩手机时间。

3. 离开手机后，感觉烦躁不安。

4. 花费时间超预期。

5.想少用，但停不下来。

6.对人际关系、工作或学习造成影响。

7.曾向他人说谎，隐瞒自己对手机着迷的程度。

8.玩手机是为了逃避问题或缓解紧张、焦虑等不良情绪。

　　前面5条是一般表现。比如，很多人玩手机不断延长时间，今天玩四小时，过几天就不停增加，到六小时，七小时，八小时。还有人离开手机就烦躁不安，花费时间超预期，想少用但控制不住。但是，更重要的是第6、7、8条，这说明疾病的严重程度。

　　第6条，影响工作或者学习。比如出门之前在家看新闻，要上班了，不想去，就直接不去。

　　第7条，向他人说谎，隐瞒自己对手机着迷的程度。有个成语叫"欲盖弥彰"，一掩饰，就更加说明这些手机依赖症患者明知道此事不该为而为的着迷状态。一些人甚至因为手机依赖，而骗老师、家长、领导，比如迟到了，就借口生病、路上堵车等——他们也知道这样做不对，但控制不住。

　　第8条说明，手机依赖实际上只是表面症状，背后有更复杂的原因。就像有时候太累，玩手机感觉转移了压力，身体没那么累了；或者在单位遇到不开心的事特别烦，就化名潜入各种自媒体平台发泄不满，释放心情。手机依赖症患者玩手机，可能正说明他们内心紧张、焦虑。

　　手机依赖症不同于一般的精神分裂症，它是有行事能力的，但也会发生一些严重后果。50%的人5分钟就看一次手机，还有大概38%的年轻人每天玩手机的时间在五小时以上。有的人玩手机可能耽误上班。有的人依赖手机，现实中的人际关系并没改善，他依旧得不到价值感、成就感，可能焦虑、抑郁问题会越来越严重。就跟滚雪球一样，虽然手机依赖症的起始原因不特别，但是后面带来的问题辐射面比较广。

其实，手机依赖症背后都有各自的心理需求。有的人不停地刷微博，特别关注别人给他的评论、留言，别人一个评论能让他很激动。实际上，他这么做是在寻求一种心理满足，是在通过微博寻求一种归属感。可能现实中，他的归属感是不够的。还有的人拍照片或者把自己吃的东西上传到网上，期待别人评论。他实际上是寻求别人的肯定，是被关注的感觉。这种人现实中可能存在自信心不足的问题。

针对这些手机依赖症患者，可以让他们知道，他们这种行为背后真正寻求的是什么。知道这种寻求以后，与其在网络上去寻求别人的关注和肯定，不如自己给自己一些肯定。比如，问问自己：我为什么要肯定自己？给自己打打气：我可能不完美，但是我要接纳自己；我能又提高一下自己。这才是完善自身更好的途径，而不是沉迷网络，选择逃避。

专家暖心提示

孔庆梅（北京大学第六医院精神科主任医师）：手机依赖症和精神科所谓的一般精神病不一样。一般精神病，是指精神分裂症或者没有责任能力的精神病，而手机依赖症其实属于一种心理障碍。

欲罢不能的淘宝剁手党

疯狂购物，如果严重到一定程度，也是一种病！

临床上，有的人去医院看病，就是因为明知不该购物，却控制不住。比如，一个人一个月挣六七万块钱，可能淘宝就花五万块，甚至全花光了，还借钱去购物。

现在，由于网络购物的便利性，购物成瘾的人越来越多。网上有一个特别有意思的调查，根据"你淘宝每月花多少钱"，把人分为不同的败家类型：每月 500 元以下的，是勤俭持家型；每月 500 到 5000 元的，是普通青年型；每月 5000 到 10000 元的，是铺张浪费型；每月 10000 到 30000 元的，是剁手型；每月 30000 到 50000 元的，是应该被拉出去枪毙型；每月 50000 元以上的，是枪毙 10 分钟都不为过型。

一些人喜欢花钱，但挣得也多，这不算成瘾。但是，一旦买东西，不是为用这个东西而买，而是更重视"买"这种行为，纯粹追求买的过程中的那种快感，这就要注意，可能已经购物成瘾了。这些人还不一定很有钱，但即便钱不多，也尽其所能，甚至借钱、透支，也要购物。

购物成瘾现在还没有纳入精神科的诊断标准，更多的是医生根据临床症状和严重程度大致划分的。下面有 8 个条目，一般认为，购物者的表现超过其中 5 个条目，就算购物成瘾，需要一些调整或专业治疗了。

购物成瘾表现：

1. 着迷于购物，但商品利用率低。

2. 为了达到满足感，购物越来越多。

3. 不购物，就觉得烦躁不安。

4. 花钱超预期。

5. 想控制，但控制不住。

6. 对人际关系、工作或学习造成影响。

7. 曾向他人说谎，隐瞒自己痴迷购物的程度。

8. 购物是为了逃避问题或缓解紧张、焦虑等不良情绪。

第1条，购物者不是为了使用商品，纯粹是为了体会买的过程中的快乐。

第2条，有少部分人甚至为了达到满足感，购物越来越多。

第3条，有的人明明不需要这个东西，但白天不去做事，就在家里上网，淘宝，不让他买，他就特别烦。

……

第6、7条可以看出购物成瘾的严重程度。假如这种购物对购物者的人际关系、工作、生活状况都造成影响——比如，只有几千块钱的生活费，但花了近一万块钱去购物，他要透支、刷卡，向别人撒谎——程度就比较重了。

关于购物成瘾的不良影响，网上有一些极端例子。有个女孩买很多东西，其实并不喜欢，买完以后看一眼，连包装都没拆，就直接扔到楼下垃圾桶，结果一些见财起意的人就以为她很有钱，把她给杀了。

当然，还有一些轻点的后果。比如夫妻反目，家庭关系不好，被同学、朋友疏远——因为跟他在一起，他就借钱。甚至这些人会被公司辞退，因为他一上班就买东西。只要有网的地方，他就要戳开购物网站。

购物成瘾最常见的原因有两个。第一个，用来缓解压力。压力特别大时，疯狂购物实际上是一种释放和补偿。比如，每个人都可能在特别累、特辛苦时，想善待一下自己，然后就给自己买一些东西，或者吃点好吃的。第二个，用来缓解自己的空虚、寂寞。有的人之所以购物成瘾，就是因为没有认识到自己的这种情绪，或者这种情绪被自己压抑、否定掉了。

治疗购物成瘾，可以采用心理治疗法。心理治疗就是把患者被压抑、回避掉的情绪浮现出来，当这些情绪由模糊变清晰时，患者反而知道怎么去控制、调整它。认识到自己真正需要的是快乐、满足感，患者就知道可以用其他更积极的方式去满足，而非疯狂购物，比如可以去锻炼、找一些工作。如果他很有钱，也可以做一些慈善事业，帮助那些需要帮助的人——其实帮助别人时，获得的快乐才是持续而长久的。

专家暖心提示

孔庆梅（北京大学第六医院精神科主任医师）： 现在购物不比过去，有些因素很容易促使人上瘾。过去买东西，得去实地试试。东西不合适、不好看，就不要。现在有网络购物，而且没办法亲自试用，容易被宣传迷惑。

没来源的病试试精神科

身体明明疼、不舒服，可是去医院做了一套检查，什么事儿也没有！这究竟是医生的推诿，还是自己精神紧张、焦虑带来的不适？

这种病人在精神科很多。有个病人，30 多岁，不明原因的头疼、肩疼、浑身发紧、食欲不好，大概有几年了，基本上内科她看了个遍。（还有更极端的病人，全身做检查。查完后没查出来什么病，过几天又查。检查费花了约 20 万。）后经介绍，她去看精神科医生。结果发现，除了这些症状，她其实还有情绪问题。这些情绪跟她的躯体症状互相促进：她有一些躯体不适，进而产生了焦虑、抑郁情绪，这些情绪反过来强化了这些症状，导致她的情绪和躯体症状同时集中到不适的地方。

如果全面了解病人的状况，就会发现这些病人情绪方面的影响很突出。每个人都可能有不舒服，但一般人不会有这么严重的情绪，自己疑神疑鬼。一般人会说："哎呀！没有查出什么不舒服，太好了！"而这类病人则会说："我的病连查都查不出来，那得严重到什么程度！"所以很害怕，每天就处在等死的状态中。

这类病人常见的情绪有焦虑、抑郁。一个 20 多岁的女人，觉得鼻子堵，整天特别难受，甚至为此休假不上班。她在综合医院查了很多次耳鼻喉科，医生都说她的鼻子没问题，后来建议她看精神科。精神科医生一细问，就发现她这些症状背后，其实有心理原因。鼻堵症状

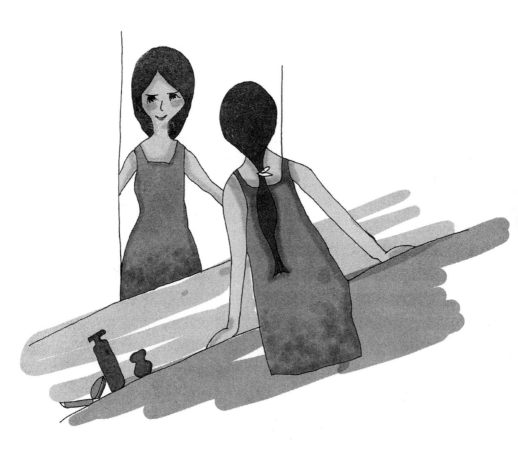

和她觉得在单位人际关系不好有关。她说："我说话很直，好像没人喜欢我，别人都排斥我，我好像不太快乐。"她有很多这种处理不了或者没有认识到的焦虑、烦闷情绪，这些情绪被压抑，时间长了，就转换成了躯体症状。

焦虑可以模拟全身各种各样的症状，从头到脚都有可能。头疼、头蒙、记忆力不好，眼睛干涩不舒服、口腔溃疡、鼻子堵，脖子发紧转不过来、肩膀疼，觉得憋闷、心慌，消化不良、便秘、腹泻。其实，这些都可能跟焦虑有关。还有个临床上特别常见的症状，叫梅核气。

梅核气，中国很早以前就说过，传统叫癔球症，症状是觉得嗓子眼特别堵，好像有个梅核堵在那里，但是吃东西、喝水不受影响，做检查也查不出来问题。实际上，这个症状是由于这些人在现实中有一些焦虑、烦闷情绪，没有表达或者被压抑下来而导致的。

现实中，躯体不舒服，经过检查又没什么事时，可能就要看最近生活中是否有一些事情发生。有些人的躯体不适症状继发于一些经历，比如失恋，工作不顺心，家庭关系不和，被人误会、错怪、诬告、议论等等。这些经历对每个人来说都是冲击。不愿意去面对，但又躲避不了，就会导致人们出现一些情绪，如果这些情绪被压抑、否定，就会转变成躯体症状。另外，受到意外惊吓，比如发生事故、自然灾害时，或者遭受意外打击，也可能出现躯体症状。有个被劫持的人，被警察救回来后，就再也不敢到被劫持的地方，而且害怕看到男性，每天晚上做梦也害怕。

专家暖心提示

孔庆梅（北京大学第六医院精神科主任医师）：一般来说，对于躯体不舒服，经过检查又没什么问题的这类病人，仔细询问病情会发现，实际上这类病人的躯体症状可能只占整个病很少一部分，更多的还是背后的一些情绪、认知问题。

社交恐惧症没前途

宅男、宅女跟患有社交恐惧症，是不能画等号的。

宅在家里自己放松，看看电视，玩玩游戏，这是一种生活状态。这种人一旦出去参加社会交友，也能应付自如。而有社交恐惧症的人不一样，他们实际上特别想交往，也不宅，但在交往中会非常恐惧。

社交恐惧症患者的恐惧来自很多场合。有一个患社交恐惧症的24岁小伙子，大学毕业找工作，马上要面试。他觉得工作挺好，对公司也挺满意，但就是特别恐惧、害怕，控制不住地紧张。还有一个社交恐惧症患者找女朋友，人家给他介绍对象，他不敢跟女方见面。还有的社交恐惧症患者，让他去演讲，他通常会紧张或者推辞："不行！我干不了！"

每个人都会有焦虑，其实适度紧张是好事。焦虑以后，人反而能够集中精力去应对当时的场合。但社交恐惧症患者的焦虑有个特点："强烈"且"持久"。对一般人来说，难免有重大场合，偶尔一次紧张很正常，但以后不会再这样。而社交恐惧症患者每次都紧张，而且每次感觉都很强烈，强烈到不仅心里害怕，还伴有一些躯体症状。这人会说："哎呀，我脸都红了！我出汗，我心慌，我手抖，我整个人都不自然了！"

此外，很多社交恐惧症患者有回避行为。一般人紧张，可能不回避，坚持下去。但是社交恐惧症患者会回避，而且他们越回避，再次社交时就越紧张。

社交恐惧症患者往往还有一个特点，就是给自己定的标准很高，希望有一个好的人际关系、找一个好工作。但由于回避，他们的人际交往能力、朋友关系不如期待的那么好，也可能找不到工作。调查显示：有社交恐惧的人群，职位比一般人群要低，单身的概率比一般人群要高，收入比一般人群要低。

要治疗社交恐惧症，就要帮助患者了解他社交恐惧的原因。他可能更关注当时出现的各种各样让自己很难堪、很不舒服的症状。但实际上，根源是他给自己定的标准太高，期待值太高，希望自己一点也不紧张，而且他不能接受自己的不完美。

首先，建议他接受自己的紧张，接受自己的不完美，不要定太高的标准。告诉他："你这种标准，谁都达不到。你看到别人达到了，实际上只是表面，每个人背后都有很多焦虑。"

其次，要了解他为什么这么爱面子，探究他这个症状背后的根源。在意别人的评价，可能跟他的性格、既往经历有关。一个男生，从小比较内向、自卑。上小学时，有一次上课，他口误念错了一个字，同学们都哄笑。老师当时也没给他鼓励，说："这么简单的词，你怎么就给念错了？"从此以后，他就害怕当众讲话，慢慢地甚至发展成跟权威、老师、老板都不敢讲话了。所以这种交往的恐惧会逐渐泛化，问题越来越多。

有的人有时症状确实太重了，但又需要马上把这些症状控制下来，比如他最近要见女朋友，或者要找工作。这时，做心理治疗见效可能没那么快，就可以给他用一些抗焦虑药物。

专家暖心提示

孔庆梅（北京大学第六医院精神科主任医师）：社交恐惧

的人一般会回避社交，只有在不得不去的场合才去。当要出去做比较重要的事情，面对大众时，有的人会用药，比如偷偷喝点酒。酒也是一种药物，起安抚作用。喝酒之后，会感觉放松多了。但是长期喝酒，可能导致酒精依赖。所以，最好还是到医院寻求专业性帮助。

娱圈到底有多毒

2009 年 5 月 19 号，满文军因涉嫌聚众吸食摇头丸和 K 粉，在北京被警方抓获。

2014 年 6 月 13 号，著名导演张元因吸食毒品，被警方控制。

2014 年 6 月 26 号，著名编剧宁财神因吸食冰毒，被警方控制。

2014 年 7 月 2 号，香港著名影星张耀扬因吸食大麻，被北京警方行政拘留。

2014 年 8 月 14 号，演员房祖名、柯震东因吸食大麻，被北京警方拘留。

明星吸毒的案例，使得毒品一跃成为全民关注的焦点。K 粉？大麻？"溜冰"？可能你对此一知半解。但在现实生活中，毒品看似离我们很远，有时又近到让人惊肉跳。如何避免受到毒品危害？这就要求大家必须了解一些关于毒品的常识。

　　毒品主要分两大类，一类是传统毒品，一类是新型毒品。传统毒品主要指天然长成的毒品，以海洛因为主。20世纪80年代初，吸的毒品都是些传统毒品。新型毒品，大部分是生物合成的，包括苯丙胺类毒品，如冰毒、摇头丸。现在，年轻人在生活中，最容易碰到的是新型毒品。因为大部分新型毒品在一些娱乐场所会有。

　　传统毒品属于一般的、镇静型的毒品，用完以后，给人安静舒适、很快入睡的感觉。吸食传统毒品多是为了让自己不难受或是让自己享受。而新型毒品一般是群体性的，吸食以后，容易找到"嗨"的感觉。娱乐时，在酒吧、迪厅里为助兴而喝的药，叫策划药，也叫俱乐部药或者欢乐药。最近几年，据国家统计，吸食新型毒品的人数增长远远超过传统毒品，将近70%的人数增长来自新型毒品，而30%的人数增长来自传统毒品。所以在将来，新型毒品可能比传统毒品危害更大。

　　吸毒的人有一些行话。"走板"就是烫吸，拿锡纸烫着吸毒品；"六针"是一种注射毒品的方式，要不断地抽血，再注进体内；"溜冰"指现在的吸冰毒；最可怕的是"开天窗"，因为"开天窗"是一种更危险的吸毒方式——扎动脉。曾有吸毒病人开天窗而死。"黄皮""青皮"和"四号"，都指海洛因，只不过纯度不一样。"黄皮""青皮"主要指国内有些地区自己偷偷生产的比较粗制的海洛因。"四号"，是指纯度比较高的海洛因。一些电影里就有提到"四号"或者"白粉"。

　　毒品之所以让人上瘾，原因是多方面的。一是个体心理因素——好奇。大部分吸毒者从青少年开始，就对毒品产生好奇。二是社会心理因素。从生物学角度讲，人脑内有多巴胺递质。吸毒者吸食毒品后产生的多巴胺能使人亢进，产生欣快感，这种感觉往往很难被忘掉，这就要求吸毒者不断地反复吸毒。

　　通常，大家认为海洛因危害大，戒不掉，而新型毒品，包括大麻、冰毒、摇头丸、K粉等，不会上瘾。于是，一些特别有毅力的人想有一次人生体验，就吸一次，然后保证以后不再碰。但这样是否真能控制住，实在难说。现在，一次两次反复吸食新型毒品，甚至三次被抓的例子，屡屡可见。国家现在有新规定：吸食海洛因，如果第一次被抓，就认定吸毒者已成瘾；吸食其他新型毒品，如果三次被抓，就认定吸毒者已成瘾。成瘾以后，吸毒者将在公安局办的戒毒所里强制隔离治疗至少两年。

有句话叫："一朝吸毒，十年戒毒，终生想毒！"有的人从戒毒所里出来后，第一件事就是马上再去吸。他有个错误的认识，认为在戒毒所里受了两年罪，出来第一件事就是好好享受。但是吸一口以后，他立马还原，又控制不了反复去吸毒。这样，这个人的人生就完全被拖入一个黑洞中了，很可怕。

专家暖心提示

杜万君（首都医科大学附属北京安定医院精神科主任医师）：很多人尝试毒品，可能是被人带坏，最重要的还是因为无知。因此，了解一些毒品知识很有必要。

毒品让你在幻觉中被杀

报道上说，房祖名吸了八年大麻。但是，看他平常表现挺好，在家是个乖孩子，演艺形象也不错，该做什么做什么。这往往给大家一种错觉，觉得吸毒没什么。但其实吸毒的危害远比我们想象的严重！

吸毒的危害大概有三方面：一是对自己的危害。吸毒不仅会出现精神症状，还会出现一些躯体症状，对心肌、肾脏损害都很大，有些人吸冰毒过量甚至发生猝死；二是对家庭的危害；三是对社会的危害，危害社会公共安全。

吸毒会让人出现精神症状。有一个清华的高才生，毕业后被分到外企工作，很有前途。但是外企的压力大，为提高工作效率，他就吸大麻。刚开始吸时，感觉挺好：心情放松，工作效率高，而且能保证每天吸两次，上午一次，晚上一次。后来，他爱人发现了，多次劝他不要吸了。他不听，一直吸了八年。八年后，他的精神出现症状了，上班觉得有人跟着他、监视他，耳边老听到别人说他坏话，最后甚至不敢去上班了，这就是出现了幻觉和妄想。

还有一些吸毒者产生幻觉，导致家破人亡、自杀自残。有个吸毒者疯狂劫持的人质竟然是自己不满三岁的女儿。有人在吸食冰毒后，出现了强烈的被害妄想。还有人吸食合成毒品 K 粉后，产生嫉妒妄想，怀疑自己的妻子与别人私通，便动了杀机。

吸毒者除了产生妄想，还会出现感知障碍。感知障碍即感知综合障碍，就是患者的距离感消失了，空间感消失了，产生错觉。比如，有些人开着车，本来在他前边两米处有人，他却感觉还有二十米，就把车开过去，把人撞了。有的人在等红绿灯，前面明明有两辆车并排，根本就过不去，他却认为距离很宽，踩油门过去了，这就危害公共安全了。

别认为吸毒没事，一旦有症状以后，就很难治疗。有个例子特别典型。做生意的两口子都吸冰毒。老公先吸，妻子看他没事，就跟着吸。后来，妻子先出现一些精神症状：觉得手机被监听了，丈夫有外遇了，有人监视她家里了。手机换了无数个，仍觉得被监听，觉得有人害她。家里人觉得她的行为不对了，把她送到戒毒所治了一个多月，明显好转。但是还有残留幻觉，老听见有人跟她说话。逐步治疗以后，她开始有一些自制力，知道是幻觉，但仍然控制不了。六年了，她始终在治疗，在吃药。她老公不戒，后来也跟她之前一样，老是觉得她有外心了，他手机被监听，有人害他，还老觉得他们家雇的会计偷他们家钱，把会计换了好几个。

而且，戒毒是终身的事。吸毒造成的精神危害不是暂时的，就算已经治好，再碰毒品一次，立马就会反复。有个大老板把孩子送到美国读高中。在美国，孩子吸上冰毒，家里就把孩子接回国。孩子回家以后，一句话也不说，看上去是自闭了。后来吃了一些抗精神抑郁的药，大概两周后，慢慢好了，能说话和交流了。这时才知道，他之前之所以不说话，是因为当时感觉非常恐怖，觉得家里的墙上全是机关枪，对着他，不敢说话。他坚持治疗半年，基本就好了，药也停了。家里就在自家公司给了他个工作。但是过了若干年，他在哈尔滨又吸上毒了。

房祖名之所以吸了八年大麻，仍然没有症状，可能是因为大麻属于慢性毒品，而且八年里，他不一定天天吸，因而没有积累到造成幻觉、影响身体和正常生活的量。一旦积累到一定量，无论是谁，都会出现同样的症状。无非量少一些，出现得晚一些罢了。有一些急性毒品，大量吸一两次，就会出现幻觉。

专家暖心提示

杜万君（首都医科大学附属北京安定医院精神科主任医师）：有人认为，戒毒后两年或十年不吸，就表示已经彻底好了。其实不然。一旦吸毒者碰到吸毒环境，他的心瘾很快就会被勾起。有的人戒毒刚几天，就复吸了。也有的人戒了二十年，仍然会复吸。

外界：由外而内保健康

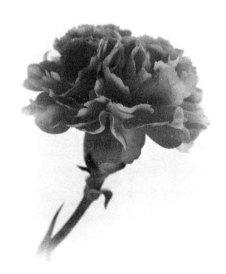

汪星人也有遗传病

　　狗身上有虫子，而且容易传染给人，比如蜱、跳蚤、虱子等。它们寄生在体外，把狗毛扒开，就可以看到它们在狗身上逃得飞快。和体外的虫相比，留在狗体内的虫更麻烦。大多数新购来的犬，体内的虫卵以蛔虫为主。这说明可能一些繁殖狗的人没有在孕前给狗做驱虫，因为蛔虫是从胎盘传染的，属于直传。被传染蛔虫之后，蛔虫会在肠道里面吸收血液和营养，这时候不管是人还是狗，都会腹泻，然后消瘦。严重的话，蛔虫甚至会沿着小肠慢慢上移到胃，再从胃顺着血液移行到肺，引起栓塞、咳嗽，就成肺线虫病了。

　　针对狗身上的虫子，市面上现在有很多驱虫药。体外驱虫，一般推荐使用福莱恩、大宠爱等外用药。福莱恩是上市最早的，技术相对稳定些。它根据狗的体重，分三个规格：10公斤以内的小型犬、10到20公斤的中型犬、20到40公斤的大型犬。选药时，可以根据狗的体重找相应规格的药，一次给狗滴一剂，两个月滴一次就可以了。而且最好在滴之前和滴之后48小时内不要给狗洗澡。因为福莱恩是通过将药水滴到狗的皮肤上，渗到狗的皮脂腺里，然后全身扩散而起作用的。跳蚤在吸狗血的时候会吸到药，兴奋过度而死。滴的时候，一定要平顺着扒开狗毛，滴到狗的皮肤上。一般滴到狗的颈部——其实滴到哪儿都可以，主要是选择一个狗够不着的地方。每次滴完，要让药浸渍三秒，全部渗进狗的

113

皮肤。

体内驱虫，可以选择内服药，如治虫清。治虫清在中国已经有批号了，相对安全。它有两个规格：一个是 200 毫克的，一个是 500 毫克的。体内驱虫也要求按体重吃药，有的药是 2 公斤吃一片，所以一些小泰迪，一般 1 公斤左右，就可以给它吃半片。

有的人在选择养狗的时候，会看狗的性别。对母狗来说，一般情况下，如果长时间不做绝育，岁数大了，它就容易患子宫蓄脓、卵巢囊肿、乳腺肿瘤等疾病。而且小狗的话，很多乳腺肿瘤都是恶性的。对小公狗来说，一般会引起前列腺增生、前列腺囊肿、睾丸癌。而且，也要注意及早给小公狗做绝育，不然到老了，它就容易得阴疝，这时就必须做手术。而做绝育之后，它的寿命可以延长四到五年。

除了对性别有所选择之外，养狗者对狗的品种也会有所偏好。常见的两个品种是金毛和泰迪。这两种狗自身有很多问题。金毛一般是髋关节的问题，这是遗传方面的。大部分金毛的股骨有一个槽，股骨头本身闭合得很好。一旦有遗传问题，股骨头会不平滑，卡不紧，然后槽里面会慢慢有增生，把股骨头往外顶；随着时间延长，股骨头被顶得越来越高、越来越靠外，最后就容易脱出来。这时候，狗表现出来的症状，第一是走得慢；第二是瘸，后腿僵直；第三是躺着睡觉要起来时有点犹豫。所有的中大型犬都容易有增生，因此，在狗七个月大的时候，最好带它去医院拍片子，观察有没有增生的趋向。一旦有这方面的问题，就要给狗补充一些硫酸软骨素等润滑一下，让病情发展慢点。

泰迪是小型犬。小型犬一般是膝关节的问题，比如髌骨移位。正常情况下，狗在做运动时，膝关节里边有一个槽叫滑车。如果有遗传问题，滑车槽就会变浅，导致髌骨容易脱到旁边去。脱得时间久了，韧带就会松弛、断裂。这个病前期的症状是，遛狗的时候，狗跑一段时间，一条腿就抬起来，然后过一小会儿又没事了。这是因为抬起来之后，有些狗会往后蹬蹬腿、抻一下，抻的时候，腿处于平的状态，髌骨有可能掉回槽里，就又能正常走路了。但是，长期如此，狗的韧带会慢慢松弛，一旦断裂，狗就真的瘫了。

专家暖心提示

胡雪静（北京京冠动物医院内科医生）：新买来的小狗，不很了解的话，要先带它去医院做个简单的便检，查一下它的便便，看看里面有没有虫卵。一般来说，不管便便里有没有虫卵，都需要定期给狗吃驱虫药，也就是每三个月吃一次。但是，如果粪便里面有虫卵，就要每个月给狗吃一次驱虫药，连续吃三个月，之后再每三个月吃一次。

新手上路，健康汪星人快过来

大街上，流浪狗越来越多。以前，流浪狗可能就是土狗，学名叫中华田园犬。现在不一样了，各种各样的流浪狗，所谓名贵品种都出来了，比如泰迪、吉娃娃、萨摩。有一部分是因为得病之后，主人觉得花费太高，就遗弃了，还有一部分是因为搬家。

要想正确选择一只狗，首先主要看主人的性格是喜欢动还是静。喜欢安静的，就尽量不要选择贵宾、泰迪、哈士奇这类品种，因为它们比较闹。尤其是哈士奇，这个品种的狗特别活跃，破坏性相当强。如果接受不了，就尽量选择娇气型的狗。一般情况下，越纯的品种越娇气，越爱得病，而且遗传缺陷也会越多。

　　除了考量性格外，购买途径也一定要明确，要去正规的狗舍或狗场买。正规的狗舍或狗场会给狗打疫苗。通常，在他们那里，狗至少打完两针疫苗了。这时，狗身体里的抗体已经很高，不容易得病。而且，从正规场所买完之后，会签合同。合同会保传染病，不管是保三个月还是半年，至少会有一个承诺。这样，相对来说，狗就比较健康。

　　比起购买，现在更提倡收养收容所里的动物。对待这些外来的或未知因素太多的品种的狗，先不要抱到家里，直接抱到医院去做一个系统的体检。体检时，要先抽血，查一下狗体内疫苗的抗体有多少。如果抗体少了，就要给狗打疫苗；如果抗体很强，就说明狗体内已经打过疫苗，可以等下一年再打。再就是便检，检查狗体内的寄生虫。如果体内有寄生虫，狗的免疫力就会降低。这时候，抱回来又换了环境，对狗来说会是一个应激，并发症也就会变多。

　　对狗来说，比较严重的是犬瘟、细小这类传染病，死亡率很高。比如细小，有些朋友的狗因为被传染了细小，最后就死了。犬瘟，对狗来说，在初期治疗的情况下，时间比较长，大概要坚持一个月；在第二十四天的时候，狗容易抽搐。如果到了引起狗抽搐、影响狗神经的时候，犬瘟的治愈率就相当低了，所以一定要控制在一个月的时间，并坚持治疗。有的主人在狗得犬瘟后，带狗去医院打针打了一星期或十天，觉得狗好了、什么症状都没有了，就不再去医院治疗。这样很可能再过一段时间，犬瘟会更严重，那时候狗就直接抽搐了。

　　一些主人在养狗之前对养狗的基本知识了解得特别少。刚买回来的狗，可能觉得脏，回家就给它洗澡，然后狗直接就感冒了。这时候，狗还没打过疫苗，很可能就被传染病传染。另外，狗刚买回来，大家都很兴奋，就围着它转，给它吃东西，这样，狗就很容易拉肚子。

对于预防狗类传染病来说，现在市面上可供选择的疫苗有四联、六联和八联三种。四联代表防四种传染病，六联代表防六种，八联就代表防八种。防的病越多，狗的安全保障就越多。基本上，把八联的疫苗给狗一打，狗身上潜在的比较严重的几种病，就可以防掉了。狗类传染病、流行病，一般是不会传染给人的。但是，钩端螺旋体要稍微注意一点，这个可以传染给人。钩端螺旋体主要是通过尿液来传播，得这种病非常罕见。

专家暖心提示

胡雪静（北京京冠动物医院内科医生）：一旦被家里的狗，哪怕是打过疫苗的狗咬了之后，人还是需要去打狂犬疫苗的。因为给狗注射疫苗后，虽然狗在身体里产生了抗体，不会再得狂犬病，但是不代表它不携带狂犬病毒，狂犬病毒仍然是可以传播的。所以人要是被狗咬、抓出血了，一定要去打疫苗。

喵星人打针吃药大攻略

很多人喜欢养猫。猫，无论年纪大小，在它的一生中，主人要为它做的最重要的事就是驱虫和打疫苗。

　　驱虫包括体内驱虫和体外驱虫。市场上，猫专用的体外驱虫药常见的是福莱恩。它被用来驱体外的虱子、跳蚤、蜱等寄生虫。这个药一般两个月滴一次。滴之前和滴之后，48 小时内不要洗澡。滴的时候，一般要在猫脖子处把毛扒开，大概从肩胛骨的位置滴起——其实滴哪个位置都无所谓，主要是不要被猫舔到或抓到；同时，尽量露出皮肤，一定要把药水滴到皮肤上，因为药是通过皮脂腺扩散到全身的。滴完之后，附着在猫身上的细菌和小虫子就会被杀死，而且猫不会不舒服。

　　除了驱虫，在宠物医院里面很多医生还建议给猫打疫苗。有的猫主误以为疫苗和驱虫药的作用会重合。其实，疫苗和驱虫药是两个概念。给猫注射疫苗，主要是防止猫得传染病。猫类传染病最严重的是猫瘟，传播速度很快。其次是猫的鼻支气管炎，症状表现就是猫打喷嚏、有眼屎。这个病对幼猫来说，死亡率非常高，能达到 30% ~ 40%。

　　市场上，猫疫苗主要有猫三联。猫三联可以防猫的三种传染病：猫泛白细胞减少症、猫传染性鼻支气管炎、猫杯状病毒。一般情况下，建议猫生下来两个月就开始打第一针疫苗。首免——就是以前没有打过，头一次打的话，需要打两针，两针中间相隔二十一天就可以，以后每年打一针就行了。

　　除此之外，猫还要打狂犬病疫苗。狂犬病疫苗不只针对狗，也针对猫。因为猫的爪子、唾液里面也会有一些狂犬病毒。给猫打狂犬病疫苗，必须在猫四个月大之后，然后定期一年打一次。

　　人被猫咬伤或抓伤出了血之后，要在流动的水下，一边挤伤口，一边用肥皂水洗十分钟。而且，一定要赶紧去疾控中心打疫苗。即便猫已经打了狂犬病疫苗，再把人挠伤，人也要去打疫苗。因为和猫三联一样，疫苗打进猫身体里，只能保护猫自己不得狂犬病，但不代表猫不带狂犬病毒了。另外需要注意的是，人在孕期时不能打狂犬病疫苗。因此，避免被猫不小心抓到和咬到，就成了孕妇特别需要警惕的一件事情。

专家暖心提示

胡雪静（北京京冠动物医院内科医生）：猫泛白细胞减少症，俗称猫瘟，主要的影响就是会引起白细胞下降。

猫该不该做绝育

公猫、母猫在发情时，都会有一些生理反应。公猫在闹猫的时候，会随地尿尿，而且这时候排出来的尿液特别臊。母猫在发情的时候，叫声惨烈。这时候，打猫也没用。做绝育之后，分泌的激素少了，没有发情冲动了，母猫自然就不会惨叫了。

很多猫主人在给猫做绝育时很纠结，因为觉得对猫残忍。但是，猫如果不做绝育，年轻的时候倒无所谓，等到八岁以后，就会引起一些健康问题。比如，母猫会得子宫蓄脓、子宫囊肿。公猫会有隐睾的问题。隐睾就是一个睾丸在腹腔里面，外面只有一个睾丸，甚至一个都没有，全部在腹腔里没有掉下来，这就必须动手术开腹把它拿掉。因为腹腔的高温对睾丸来说不适合，不拿掉的话，长时间在腹腔里面就会癌变。

猫一年不是固定性地发情几次，而是随时发情。一般情况下，猫孕期最短的时候，可能在断奶之后就又闹猫了。生育率低的猫一年可能生

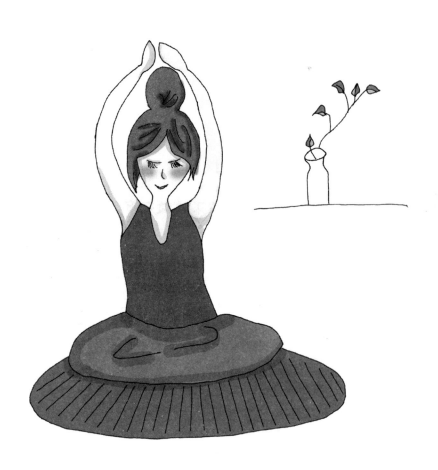

十只二十只，生育率高的猫一年可能就有一百多个孩子。那时候别说照顾它们的生活，可能连容纳它们的地方都没有。在一个家庭里面，养猫主张不要超过三只。因为家的面积是固定的，猫越多，空气越不好，传播病的概率就会越大。

猫的性别不同，做绝育的方法也不同。母猫要在腹腔开大概 0.5 厘米长的口子，把子宫找出来，摘掉卵巢。现在兽医主张摘得越多越好，防止子宫蓄脓复发。因此，对母猫来说，不仅要摘掉卵巢，还要摘掉子宫。大部分猫在摘掉子宫第二天，就能正常吃喝了。公猫要比母猫好做得多，开一个小口，把里面的睾丸拿掉就可以了，而且也不用缝针。做绝育之前，会给猫打麻药，现在大部分用细麻，安全性更高；也会给猫打止疼针，止疼针能维持二十四小时，之后猫的身体几乎也没什么大问题了，因为小动物的耐疼能力很强。做绝育之后，猫的脾气一般会变得越来越好，然后也舒适了，一天就是吃、玩、睡。唯一的不好就是，猫特别容易发胖，因此，这时一定要注意控制猫的体重。

猫因为各自的性别，会有一些专属疾病。公猫主要是尿道综合征。这是因为：一、猫过度肥胖，不爱运动；二、猫的饮水量太少；三、猫本身的生殖问题。猫的生殖系统前边尿道非常细，而猫在发情或者有膀胱炎、尿道炎的时候，尿道会水肿、摩擦，这就容易导致尿道阻塞，尿不出来。一些猫会把膀胱憋得很大，这时就要相应地去做治疗，帮它们导尿。而且，猫憋尿时间过长，容易发生急性肾衰，这时候就会有生命危险，所以一定要注意观察这个病前期的症状。最容易的是，每天打扫猫砂盆的时候，观察猫砂盆里尿液的变化。正常情况下，猫的尿量至少会形成鸡蛋那么大的一个尿团，不能小于它。如果发现猫砂盆里全是一点一点的结晶团，没有大泡的尿结晶了，那就证明猫可能已经有前期症状。或者在家里不停地看到猫去蹲猫砂盆，但是尿不出来，甚至到后期见到猫滴血，这时可能就严重了。母猫相对来说好一点，主要是在老年期注意一下子宫蓄脓的问题。这时候，一方面可以定期给它拍B超去排查；另一方面可以观察它的饮水量，一般蓄脓之后，猫的饮水量会增加，要是发现猫的尿量增加了，就要怀疑这方面的问题，并到医院去做检查。这跟公猫是反着的，但观察方法都是通过猫砂里的尿液。

要想让猫多喝水，可以在家里多摆几个瓷盆，因为猫一般比较喜欢瓷盆，这样，它走到那里，就能想起来喝几口。

专家暖心提示

胡雪静（北京京冠动物医院内科医生）：大部分母猫没有月经，少数母猫由于偶发因素会有月经。但是，养母猫的话，母猫在发情的时候，叫声很惨，而且费用问题——做绝育的话，相对来说比公猫贵一些，护理也比公猫繁琐一些。

这些花香不能闻

送人玫瑰，手有余香。但是从健康的角度来讲，很多花是不适合送给女孩子的。比如，月季花闻起来很香，但是可能会让人出现胸闷、咳嗽、头晕等症状。

夜来香在夜里散发的香气，会影响到人的睡眠。有一个卖花姑娘，晚上睡觉的时候，总是把夜来香摆在卧室里，然后就总休息不好，而且一入睡就咳嗽。

百合本身是一味药，具有清心、安神作用，有助于睡眠。很多人就喜欢经常做百合莲子粥、百合银耳羹。但是百合有一个渠道问题。百合的安神作用是通过煎煮汤药口服进去才生效的——常说百合能够清心安神，指的就是口服。如果认为百合能够安神，就往卧室摆，结果会适得其反。其中的道理就是，百合的挥发油里面有一种物质，它可以兴奋人的神经中枢，人反倒睡不着觉。

郁金香很美，味道也很好闻。但是它会分泌一种毒碱。人短期接触没有问题，长期接触就会有影响。有个小女孩很喜欢照相，去参观郁金香展，就在郁金香花丛里蹿来蹿去地一直照相。过了不到两个小时，她感觉头晕，跟着就恶心，老想吐。所以嘱咐大家，喜欢郁金香的话，可以短期看一看、闻一闻，但不要逗留太久。

相比之下，下面这些花不但看起来漂亮，而且也没有健康隐患。

薰衣草不仅有促睡眠的作用，还有杀菌、消毒作用，对空气的清新也有帮助，而且还有美容作用。从美容方面来讲，一般是加工以后做成护肤产品，它的成分是这个护肤的主要成分之一。

除了薰衣草之外，闻着好闻、可以带回家的还有桂花。桂花的作用同样也是清新空气、杀菌、美容护肤、安神定志。用桂花清露，伤会好得很快。《红楼梦》第三十多回中，有一次贾宝玉被贾政暴揍一顿，王夫人心疼，就派侍女给他送去了两样东西，其中一个叫木樨清露，实际上就是桂花的清露。然后贾宝玉被贾政打的伤口很快就好了。

关于茉莉，《本草纲目》专门有一个记载："蒸油取液，作面脂头泽，长发润燥香肌。"大意就是把茉莉花的油脂取出来——大概取脂的过程，就是蒸馏的过程——然后做面脂，这可能就是最早的面膜了。做成面膜敷上之后，不仅头发旺盛，而且面部的皮肤也很润泽。

专家暖心提示

　　张纾难（中日友好医院中医呼吸科主任医师）：月季和玫瑰外形长得很像，一般人很难把它们区分开来。现在市场上卖的号称是玫瑰的，实际上很多是月季。

拈花惹草死得快

124

　　很多女孩子喜欢玩含羞草。手往含羞草上一放，它就收起来了，显得矜持、内敛，很是动人。但是，含羞草不能碰！因为含羞草里面有一种物质叫含羞草碱，如果长期接触，进到体内，就会导致人的毛发脱落——当然，不是说碰一下，就马上掉头发，而是指长期接触，含羞草碱在人体内部积蓄到一定量的时候才会。建议一些家长，尤其是家里有小孩的，一定要对含羞草敬而远之。可能小孩觉得好玩、新奇，但这恰恰是一个陷阱。

　　一品红看似漂亮，但是也不能碰。因为一品红的根茎有破损的时候，会流出一些白色汁液，这汁液有毒，对皮肤有极强的刺激性。触碰之后，若刺激了皮肤，就会引起呼吸道的反应——憋气。古人在生活积累中，就发现一品红对人体有影响。有一个唐朝诗人叫张祜，他有一首诗就写的是一品红，其中有两句："无奈美人闲把嗅，直疑檀口印中心。"大意就是，美人说胸口闷，喘不过气来。诗人怜惜：真拿你没办法，谁让你闲着没事，用手够着它来闻，结果胸口闷了。

同样，滴水观音接触以后，也会刺激人的皮肤，产生红肿的过敏反应。对于滴水观音，千万要注意的是，不能让它进眼睛。比如收拾完滴水观音以后，去揉眼睛，这是绝对忌讳的。因为它会刺激到眼结膜，使人产生炎症反应，最严重的后果可能是失明。另外，打理时最好戴上橡皮手套，把它隔绝，不要直接接触。

看过《甄嬛传》的人都知道夹竹桃的威力——安陵容的最爱，齐妃的杀手锏。很多植物可以吃，比如槐花、嫩柳叶可以当馅儿包饺子。但是夹竹桃绝不能吃。有一家人夏天在院子里，边乘凉边吃饭，一起风，院里夹竹桃的叶子不小心落在碗里。大家都没有在意，结果全家人都死掉了。也有六七片叶子就毒死一个人的例子。因此，对夹竹桃要避之远之。夹竹桃之所以能有这种威力，是因为里面有一种叫强心苷的物质。强心苷是一种药物。临床治病时，经常会给一些心脏功能不全的病人使用强心药——就是洋地黄制剂一类的药，和强心针效果类似。但是，一定是心脏功能不全、心力衰竭的病人，用强心药才有益处；如果是正常人，用它反倒致命。而且这类药物在临床上，往往起效剂量和中毒剂量非常接近，得非常有经验的医生去拿捏它，否则要么达不到剂量，起不了效果，要么达到起效果的剂量，也到中毒边缘了。

生活中，很多人喜欢在家里养水仙花，尤其是一些才女，喜欢养一盆，吊在窗台上或者衣架上，摇曳多姿。接触水仙不一定有严重后果，但是它会导致接触性皮炎的产生，人会瘙痒、有烧灼感，甚至疼痛。因此，收拾水仙要戴手套，注意防护。一般来说，如果家里有小孩不懂事，觉得水仙挺漂亮，误食出现了不适反应的话，那么有两条要注意：第一条，不要慌。因为人的呼吸除了受呼吸中枢支配之外，还有一个直接的刺激因素，就是情绪。很多哮喘病人，越紧张，越喘不上气，就是这个道理。

第二条，催吐。催吐后，如果还是不能缓解，就要赶紧送医院抢救，这时候要告诉医生可能是接触了什么引起的。

专家暖心提示

张纾难（中日友好医院中医呼吸科主任医师）：中医有一句话叫"肺主皮毛"，即皮肤和毛发的问题主要由肺，也就是呼吸道来主管的。所以有一些皮肤病通过治肺能治好，比如小孩的青春痘，通过清火润肺反而能见效。因此，有些有皮肤病的人不妨去看看中医呼吸科。

癌症引爆器植物

很多人喜欢在家里养花。有一个说法是，有些植物可以吸甲醛。因此，搬新家、去新办公室或者家中装修时，有些人就从鲜花市场上买几盆变叶木和绿萝，指望它们吸甲醛。当然，绿萝对吸附装修之后的苯、甲醛、三氯乙烯这些有害物质，是非常好的。甚至有人说它是超级的空气净化器，但是变叶木就有问题了。

变叶木之所以叫变叶木，是因为同样一株植物上面，色彩不一样，有红、绿、黄三个颜色。变叶木本身是一种中药，有清热、解毒、润肺功效，可以用来治疗肺痈。但问题是，变叶木放在家里，可以激活土壤和空气里边的一种特殊致癌物——EB 病毒。EB 病毒被激活之后，就会快速、大量地复制，这就意味着会改变人体细胞的结构。这种病毒如果侵犯到人体，使得人体细胞产生变异之后，往往就意味着癌变。迄今为止，变叶木引起的癌变最常见的是鼻咽癌。

虽然接触变叶木不会立马就得鼻咽癌，但还是少看、少闻为妙。中国预防医学科学院病毒学所有专家，专门从 1600 多种植物包括中草药里面，化验、筛选，最后发现大概有 52 种植物具备激活 EB 病毒的作用。比如铁海棠、红背桂花，还有鸢尾花——鸢尾花非常漂亮，梵高有一幅画画的就是鸢尾花，据说梵高为了创作这幅画，曾在家里摆满了鸢尾花。

既然这些花危害性比较大，不宜摆在家里，那么哪些植物可以摆在家里呢？

常春藤是一个很好的植物，名字听起来好听，颜色也好，而且有小吊盆，在家里也比较好摆。另外，常春藤吸附烟雾有独到之处。用显微镜仔细看的话，可以看到常春藤的叶子上有一些小孔。常春藤就是通过这些孔吸附尼古丁之类的有害物质，并反过来把这些有害物质变成糖类、氨基酸等有益于人的物质的。

光养一些绿叶植物，有点枯燥，想让家里变得漂亮，还得红花配。这就可以摆一些杜鹃、雏菊。就跟益虫、害虫一样，花也分益花和害花。从人体健康角度来讲，雏菊和杜鹃算益花。它们不但漂亮，而且雏菊还有一个特别功效，比如经常把一些衣服送去干洗店干洗，干洗的洗衣剂里面有三氯乙烯。雏菊对吸附三氯乙烯很有效果。所以，不妨把雏菊放在衣柜的旁边或者晾衣服的阳台上。

另外，菊花、吊兰、杜鹃花，对于胶合板散发的甲苯等污染物，也有特别的吸附功效。所以，新装修的房子不妨摆上这些花花草草。包括办公室、书房，如果有新家具添置时，也可以用它们来吸附那些有害物质。

发财树也很好。它对改善居家环境、改善空气清新度很有好处。虎尾兰也不错，可以清新空气。有个兰花歌，胡适写的，流传很广泛："我从山中来，带着兰花草。"

专家暖心提示

张纤难（中日友好医院中医呼吸科主任医师）：肺痈实际上就是指现在的肺脓肿或者肺脓疡。肺里头长脓了，过去没有手术、引流的办法时只能靠中药，现在有的病人也希望能够结合中药一起治疗，这样效果好。用中药的话，变叶木便是其中一种药材。

植物也能当宠物

年轻人当中，特流行养宠物。但是，在办公室或者教室养宠物，肯定不被允许。因此，不少年轻人就会养一些植物宠物。

适合养的植物宠物有仙人掌。仙人掌看上去肉乎乎的，很可爱，而且也是一味药材，过去主要拿来外用。比如，小孩疰腮，把仙人掌切开一块，捣烂弄成浆，敷在患处，很快就能好。而且它还有一个功效，就是可以吸收电脑的射线。目前为止，尚没有发现仙人掌、芦荟这类多肉植物对人有危害，唯一的危害就是容易扎着人。仙人掌特别好养，耐旱，不需要怎么过多地花心思就能养活。

自从《来自星星的你》热播之后，养苔藓的人也多起来了。苔藓也是一种有益的植物。它主要喜欢潮湿、阴暗的环境，养的时候，洒一点水，注意避免阳光直射，就好了。

我们送花的时候，常拿"满天星"当配花。因此，也有些人养"满天星"。"满天星"名字叫天湖荽，是一味中药，它主要的作用是止咳化痰。

还有一种适合在办公室，也适合居家养的，就是芦荟。从药材学的角度来讲，芦荟比仙人掌更好，它有清热解毒、防止蚊虫叮咬、美肤、防晒一系列功能。芦荟全身是宝，可抹、可吃。被蚊子叮了，弄一点汁调一调、抹一抹，就好了。现在已经开发出专门的芦荟制品了。越是热带出的芦荟，效果越好。芦荟制品功能也很好，包括治外伤，效果都非常好。不小心划伤了，就可以抹一点。

有些人热衷玩一种带字植物，就是长着长着出来一个"爱"字或者"张"字之类的植物。这类植物主要是商家的噱头，虽然有很多人为的干预在里面，但是对人的健康没什么不利影响。这些植物大概像西瓜一样，早早地把西瓜框在一个方形里面，它长大就成方形的了。从植物学角度来讲，它的细胞本身没有变，只是外形变了或者某个地方的纹路走向变了。

花市中，有一种叫永生花，能放好几年。都说"花无百日红"，现在花能百日红了，也很美，但是人们就担心这花里面添加了很多化学物质，闻了之后会有害。其实，从健康的角度来讲，倒不会有多大害处。但是它违背了自然规律。定期浇水、剪枝，这是顺应花成长周期的一个自然形态。现在，又要养花又犯懒，舍弃了养花时打理的过程，养花也就没多大意义了。当然，有人喜欢这样，那也无妨。

专家暖心提示

张纾难（中日友好医院中医呼吸科主任医师）：北京雾霾

特别重时,慢性咳嗽、嗓子发紧的病人就会增多。吃消炎药的话,它又不是炎症,只是雾霾的有害颗粒物对人的呼吸道产生了某种特殊而且直接的刺激所带来的反应。这个时候,可以给病人辨证地用中药,天湖荽就是其中的一种常用药,效果非常好。

免疫力吃出来

吃既能补充能量,又充满乐趣,而且吃对了,还能提高免疫力。

一天之中,究竟怎么吃才合理?这可以参照"中国膳食宝塔"。膳食宝塔分五层,最底下是谷黍类和水,第二层是蔬菜和水果类,再往上是鱼虾、畜禽和蛋类,然后是奶、大豆类和坚果,最上面是油和盐。大多数中国人每天吃的盐分有点多。按照人正常的生理需要,一天1克盐就够了。

吃的东西可以千变万化,但是最重要的是里面的营养要均衡。人体每天必须摄入的营养素,有四五十种,包括九种必需氨基酸、两种必需脂肪酸,以及维生素、矿物质、微量元素等。其中,最重要的是蛋白质。

一些女孩子盲目减肥,一味不吃有蛋白质的东西,这非常有害。因为蛋白质携带遗传物质、参与免疫调节、参与各种生理功能,对于提高免疫力、保持身体的健康和活力,十分必需。它是生命的基础,如果缺乏,就容易引起身体功能的减退,甚至结构的改变,然后导致头发脱落,身体干瘦。

也有的人吃得很多，但是没吃到点子上。这同样会导致其他一些很重要的营养物质流失。这时，可以特别补充一些营养。比如，缺蛋白质，就专吃一点蛋白粉；膳食不均衡，缺乏维生素、矿物质，就有针对性地补充膳食补充剂。但是，有一个基本要求：任何一种膳食的补充，都不应该替代均衡的一日三餐。

人体有免疫功能的器官包括肠子、外周淋巴、扁桃腺、阑尾等。肠子是人体最大的免疫器官。肠道里本身有很多细菌，主要是有益的细菌。这些有益菌从人出生时就有，可以帮助消化、抵抗坏的细菌等。同时，在人出生以后的长期过程中，它还会不断增殖；尤其当吃一些补充有益菌的食物时，它还能够通过胃、十二指肠，到达肠道并定殖。

益生菌是身体最好的卫士。但是到了三十岁或者更大年纪以后，益生菌的数量就会慢慢减少，所以要经常补充益生菌。这样，才能维护肠道健康。

有些人对益生菌的好处早有耳闻，所以，在选择蛋白粉时，就会选择有益生菌的。然后，平时出差，在包里带几包。如果错过吃饭或者某天膳食不均衡，就补充一些；或者新陈代谢不很通畅，也可以吃一些。

专家暖心提示

张谦（同仁医院营养科主任医师）：蛋白粉，应该用温水来喝，不能用太烫的水。水温要是在80摄氏度以上的话，蛋白质就变性了。

变态反应科不治"变态"

北京协和医院里面有一个科室,乍一听,吓人一跳——变态反应科!

提起"变态",人们首先想到的可能是心理或思想变态。因此,"变态反应科"很容易让人理解为专治各种变态。然而,事实上变态反应科主要诊治一些过敏反应性疾病。所谓变态反应是指不正常的免疫反应。之所以叫"变态反应",是从"allergy"翻译过来的。

变态反应主要分四型:第一型是速发型变态反应,比如有的人吃一些东西后出现皮疹、水肿或拉肚子,或者有的人接触宠物之后流鼻涕、打喷嚏,手红、肿、痒;第二型是细胞毒性变态反应,这一型主要是一些溶血性反应;第三型是免疫复合物型变态反应,比如系统性红斑狼疮;第四型是迟发型变态反应,比如用一些护肤品后产生皮疹、痒,或者用一些染发剂后产生过敏反应,再或者戴非纯金纯银、含镀层的饰物后产生过敏。这之中,归变态反应科管的主要是第一型和第四型。

目前,导致变态反应的过敏源主要分五大类。

第一大类是吸入性的过敏源。常见的有尘螨、花粉。尘螨是吸入物里最主要的一类。老百姓扫床、叠被子时,容易看到尘螨。花粉过敏主要表现在,春暖花开,一到大自然里,就受不了,总打喷嚏。

第二大类是吃东西过敏。很多英国人对花生过敏,不能吃花生和花生酱。如果出国时，乘坐国外的航班，细心的人就会发现，航班上面提供的小点心、小坚果类，是没有花生的。对中国人来说，有部分人对牛奶过敏。他们一喝牛奶，就拉肚子。而且除肠胃表现外，还伴有一些皮肤表现，比如皮疹、痒。更严重的，喝牛奶之后就休克了。最重的，可能自己没喝牛奶，只是闻闻牛奶的味道，就会产生很严重的过敏现象。

第三大类是接触式过敏源。比如，一个女人对花生过敏，一个男人吃完花生后，去吻这个女人，就可能导致这个女人发生特别严重的过敏反应。事实上，我们可能接触的过敏源，最多的是化妆品和金属饰物。

第四大类是注射式过敏源。事实上，这一大类可以归结到药物类。比如，青霉素、各种各样的血清连接素，还有很多其他药物。

第五大类是自身组织的抗原。自身组织的抗原引起的变态反应，一般是免疫复合物型变态反应，主要看免疫科。

专家暖心提示

支玉香（北京协和医院变态反应科主任医师）：一喝牛奶就拉肚子，不一定都是对牛奶过敏。如果喝完牛奶，单纯是腹部症状、消化系统症状的话，那么，对牛奶不耐受的可能性更大一些。

皮肤起疹子关皮肤病什么事

皮肤起疹子，去看皮肤科的话，只能缓解症状。要想找到病因，从根本上解决问题，就要去变态反应科看看了。

虽然皮肤病有很多种，但是真正和变态反应相关的并不多。临床上，常见的和过敏相关的皮肤病是荨麻疹。荨麻疹会有一些风团、红晕表现。风团有个特点：起得很凶，但一旦消退，就一点痕迹都没有。除此之外，荨麻疹还有一个症状是瘙痒。有的病人痒起来，晚上甚至不能睡觉。

实际上就荨麻疹来讲，更严重的是血管神经性水肿。荨麻疹侵犯的组织相对表浅一些，一般几小时之内，最长二十四小时之内，就可以消退。但是，一旦侵犯到更深的组织，出现水肿，就变成血管神经性水肿了，往往二十四小时之内是消不掉的，可能要持续两三天才能缓解。而且，血管神经性水肿可以伴随风团一起存在。

还有一种血管水肿会单独发生，即每次发生只有水肿，没有荨麻疹。这是变态反应最厉害的疾病。它是一种遗传病，这种患者体内缺少一种蛋白质，而这种蛋白质恰恰是能控制水肿发生的一个物质。这种病很凶险，严重时能危及生命。曾经就有个患者因为这种水肿而不能呼吸，最后只好做器官切开手术，在脖子上插管子来解决通气问题。而且如果胃肠道肿的话，有些病人还会恶心、呕吐、腹痛剧烈，拉不出来，吃不进去，只能靠吐解决。但是，这种水肿一旦诊断清楚以后，用药物是可以预防

134

的——虽然是遗传病，不容易去根，但是用药之后，可以控制它，不让它发作。

荨麻疹的病因特别复杂。它不仅和过敏有关，还和自身的免疫状态、内分泌状态、慢性炎症有关。而且，到目前为止，还有一些病人找不到病因。荨麻疹和过敏相关，主要表现为，有些人吃了海鲜、虾、蟹或者苹果、桃子之后，周身就会起荨麻疹之类的东西；或者用了阿司匹林类药物和青霉素，猫、狗的唾液沾到皮肤或一些花粉落到皮肤上等等，皮肤都会出现荨麻疹一样的表现。针对由过敏引起的荨麻疹，弄清过敏源之后，就要尽可能避免与之接触。

过敏引起的皮肤病还有湿疹、特异性皮炎等。一般情况下，湿疹开始时表现为有小米粒般大的红色斑球疹出现。有的表面上还会有一些水泡一样的皮疹。这样，如果病人长期多次搔抓，局部皮肤就会明显增厚。新生儿脸上和身上特别容易长湿疹，成人也会得。

事实上，湿疹如果找到原因，就容易治了。对孩子来说，查鸡蛋、牛奶以及他经常吃的东西，找到过敏源相对容易。而成人由于得湿疹的病因更复杂，因此往往找不到过敏源，不容易根治。对成年人来说，如果能找到过敏源，首先要避免再接触过敏源；如果经过询问病史、进行各种过敏源检查后找不到病因，就只能对症治疗，缓解症状了。

专家暖心提示

支玉香（北京协和医院变态反应科主任医师）：有些患者能感觉到自己对什么东西过敏。比如，吃一些东西、去一些地方或者接触一些物质，就会出现皮疹，他就会想到自己可能对什么过敏了。这时，可以去变态反应科确认一下过敏源。

呕吐、腹泻不一定是肠胃病

如果拉肚子、肠胃不适或者呕吐，你一般会去什么科诊治？很多人会毫不犹豫地选择肠胃科。但是，或许你该去变态反应科看看是否过敏！

因为吃了一些东西而出现恶心、呕吐、腹泻、比较剧烈的腹痛等症状，一般人会以为是消化系统出问题了。事实上，可能是过敏引起的。这种过敏多半是由于吃了某种食物，食物刺激机体产生了一些针对这种食物的抗体或者炎性介质之后，患者又接触了同类食物。

食物过敏分很多种。比较常见的是对蛋白质过敏，如对虾、蟹过敏。还有一些是对坚果类过敏，如对花生、腰果、开心果、杏仁发生严重的过敏反应。还有一种过敏源，用东北话讲叫毛嗑，就是葵花子。有的患者吃一粒葵花子，就会发生特别严重的过敏反应。

也有一些食物过敏很出人意料。比如对小麦面粉过敏。众所周知，小麦是一种很常见的食物。但是，有一种病叫食物依赖性、运动诱发性过敏反应。即吃一种食物之后，一定是配合上运动，过敏反应才被诱导出来。而引起这种过敏反应的食物最常见的就是小麦面粉。曾经有一位山西大叔，吃了韭菜、虾仁、蘑菇这种三鲜馅的饺子后，出现了过敏反应。表现是荨麻疹症状，周身出现风团疹，然后手心、脚心痒；接下来风团疹弥漫成片，再接下来呼吸困难。而且他还有一个表现是，每次吃完饺子，如果遛弯、快步走一段时间，就会发生过敏反应；如果吃了之后，坐在家里看电视，就不会发生过敏反应。他自己使劲分析饺子馅里的东西：韭菜、虾仁容易过敏；蘑菇是菌类，也容易过敏；另外吃饺子时，蘸了醋，放了芥末和蒜。后来做了过敏源检测，才发现他主要是对小麦面粉里的面精过敏。

对小麦面粉过敏，不是一出生就有的。当然，有些儿童会单纯地对小麦面粉过敏，就像喝牛奶过敏一样。对成人而言，如果逐渐出现食物过敏反应，尤其是出现食物依赖、运动诱发的过敏反应时，最大可能的元凶就是小麦面粉。

有些人对蔬菜、水果过敏。这些人有个特点：一般是先对花粉过敏，然后才对跟这种花粉相关的一些蔬菜、水果过敏。比如，由于对春天树木花粉过敏而对水果过敏，最常见的是苹果和桃子。秋天，北方常见的是对蒿子的花粉过敏。如果对蒿子花粉过敏，也会引起对一些蔬菜的过敏，比如芹菜、胡萝卜。

目前，对食物过敏的诊断标准，并不是以各种检测结果来判定，而是看吃了某种食物之后有没有不舒服——如果吃了就不舒服，不吃就好，这样有三次的话，就说明可能真的对这种食物过敏。有的患者在医院做了过敏源检测，发现自己对大米、小麦、虾、杏、猪肉、牛肉等很多种食物过敏，然后就都忌口了。事实上，他吃这些东西只是有的时候不舒服，有的时候并没有感觉，没必要忌口。

137

专家暖心提示

支玉香（北京协和医院变态反应科主任医师）：对小麦面粉过敏严重的人，甚至会意识丧失，当时就倒毙。

打喷嚏流鼻涕关感冒什么事

大部分人容易把过敏性鼻炎误当作感冒，吃点感冒药了事。

过敏性鼻炎跟感冒有些症状相似，比如流鼻涕、打喷嚏等。但是，感冒一般过七到十天就能自然而然地缓解，或者用药后能完全控制住。而过敏性鼻炎可能一两周甚至一个月，还反反复复的，好不了。另外，过敏性鼻炎还伴有严重的鼻堵症状，甚至眼睛、耳朵、咽喉部都痒。

过敏性鼻炎的病因主要有两点：一是遗传。对普通人群来说，如果父母都没有过敏性疾病，那么孩子得过敏性疾病的概率只有 10% ~ 15%。可是，如果父母中有一个人有过敏性疾病，孩子得过敏性疾病的概率就能高达 30% ~ 40%；如果双方都得了过敏性疾病，尤其又得了同一种病，那么孩子将来得过敏性疾病的概率就能达到 60% ~ 70%。二是环境因素。吸入性的过敏源是导致过敏性鼻炎的一大原因。最常见的有尘螨、花粉、动物皮毛和皮屑、霉菌、昆虫等。

很多人觉得过敏性鼻炎只是流点鼻涕、打点喷嚏，问题不大，所以就不治。但是过敏性鼻炎一直不治，就可能出现一些并发症，比如引起结膜炎、鼻窦炎等。有鼻窦炎，可能就有发烧、面部疼痛、头痛等症状。尤其是小孩子，还会有分泌性中耳炎。再往下，到咽喉部，还会引起咽喉炎。再严重一点的，会引起支气管哮喘。

治疗过敏性鼻炎首先要弄清自己对什么过敏。有的人自从养猫养狗之后，就流鼻涕、打喷嚏，那么他可能对猫、狗过敏。还有的病人每年三四月份或七八月份都出现一些症状，那么他可能对花粉过敏。

查到过敏源之后，首要的是避免接触。这是最直接、最经济的治疗方法。因为不用花任何钱，也不用任何药物就能解决问题。对猫、狗过敏的话，就尽可能把猫、狗从家里清除，然后对家里进行一次彻底清洁——因为家里的墙壁和一些衣物上可能还残留有猫、狗的皮屑、分泌物和皮毛。对花粉过敏，主要出现在北方一些患者身上。很多花粉只局限在长江以北，到长江以南就不存在了。所以很多人在北方时对各种花粉过敏，一旦到了南方，就好了。建议这样的人待在南方。这样，就完全躲开过敏源了。只要不接触过敏源，就不会有症状发生。

要是得了过敏性鼻炎，想控制病情进展，让它别再继续加重，或者控制过敏源种类的增加——比如现在只是鼻炎，还没有形成鼻窦炎、哮喘这样严重的并发症，那么在这种情况下，可以到变态反应科针对过敏源进行脱敏治疗——医学术语也叫免疫治疗。比如对某种花粉过敏，可以针对这种花粉做一种疫苗注射。慢慢地，对这种花粉耐受了，春暖花开的季节就能出去踏青、爬山了。即便之前已经过敏很多次，再打疫苗，依然有效果。治疗期间，每周需到医院注射一至两次。

专家暖心提示

支玉香（北京协和医院变态反应科主任医师）：针对过敏性鼻炎，不管是吃治疗过敏的药，还是进行免疫治疗，都不能根除过敏源。吃治疗过敏的药，只能暂时缓解。进行免疫治疗主要是控制病情进展。

HPV 疫苗，打还是不打

俗话说得好："没什么别没钱，有什么别有病！"我们真的是怕得病，尤其怕得癌症。癌症，通常被称为绝症。之所以"绝"，是因为它发病快、致死率高，而且最后病人要承受相当大的痛苦。经证实，有的癌症还能通过传染得上，比如女性的宫颈癌就是通过 HPV 病毒来致病的。现在，针对这种 HPV 病毒出了专门的 HPV 疫苗。作为世界上第一款针对肿瘤的疫苗，HPV 疫苗的出现具有划时代的轰动意义，将开启一个"打疫苗，防癌症"的新时代。

HPV 疫苗，学名叫人类乳头状病毒疫苗。它仍然只是预防疫苗，用来预防宫颈癌；但一旦得了宫颈癌，它是不能起治疗作用的。目前，国内还没有人使用这个疫苗。因为现在全球能生产 HPV 疫苗的只有两家企业，一个是 Merca 公司，一个是葛兰素史克公司。这两家公司都是美国的，在中国都在进行注册中。而且中国现在对疫苗的监管要求非常严，每一个疫苗在国内从申请到上市至少得五年。这期间，要做一些基础申报的前期准备，另外申报程序完成之后还要进行临床实验。临床实验要做一、二、三期，而且中国规定，如果有的疫苗，其说明书中说需要两年以后加强，那么在注册时，还要隔两年打加强针，再观察加强针的安全性和有效性。所有资料完整之后，才能进入最后的获批手续阶段。

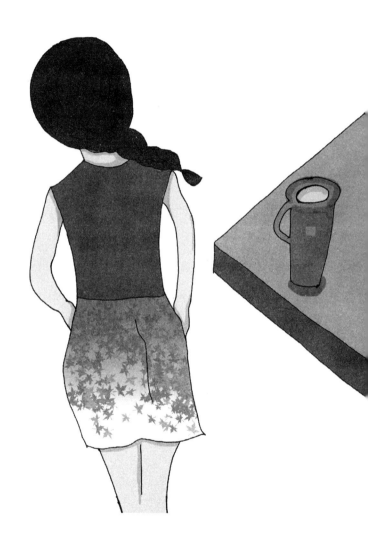

注射 HPV 疫苗的人群，优先推荐的是女性，因为 HPV 疫苗主要预防的癌症是宫颈癌。人类乳头状病毒是通过人的性行为传播的，因此，一般来讲，这个疫苗最好在没有发生性行为的年龄来接种，也就是年龄小一点的时候接种，以十五岁以下的女孩儿为主。当然，十六到二十六岁之间的女性也是次推荐人群。因为这个年龄段的女孩儿即便已经有了性行为，可能还没被感染。

另外，也推荐适度的男性接种 HPV 疫苗。因为 HPV 有一百多个型别，现在已实现的疫苗技术只覆盖四个型，即十六、十八、九、十一。十六、十八型，又叫高危型，可以直接导致宫颈癌。九、十一型虽然不直接导致宫颈癌，但可以导致尖锐湿疣——也是一种性病。男性虽然没有子宫，但是可能得尖锐湿疣。

关于 HPV 疫苗的使用方法，最终要以中国批准的疫苗说明书为准。同时，也提倡大家，有时候觉得太专业，找医生不方便，不妨上网查查，网上能找到这种疫苗的说明书。说明书中有几个关键的因素要特别注意：第一，这种疫苗是预防什么疾病的；第二，这种疫苗适合什么样的人来接种。

有人担心 HPV 疫苗虽然能够预防人类乳头状病毒感染，但本身会有强烈的毒性，可能给身体带来一些潜在的危险。其实，这无须担心。因为 HPV 疫苗属于生物制品，从原材料开始监管，安全性比普通药物要高得多。

HPV 疫苗什么时候在中国上市由食品药品监督管理局负责审批，但是对于中国女性来讲，应该为期不远了。

专家暖心提示

孙美平（北京市疾病预防控制中心流行病主任医师）：

HPV 疫苗不仅女人可以打，男人也可以打。因为它预防的不仅是宫颈癌，还包括性病，性病男女都可能得。

打疫苗防癌症

还记得上学的时候，老师、各种机构组织我们打预防传染病的疫苗吗？这里面就有肝炎疫苗。

肝炎有甲、乙、丙、丁、戊五个型，目前可以用疫苗预防的只有甲型肝炎和乙型肝炎。甲型肝炎和乙型肝炎的传播途径不一样。甲型肝炎以消化道传播为主，例如，到外面正好跟一个甲肝病毒携带者共餐，就有可能被传染上甲型肝炎。但是和有乙型肝炎的人在一起共餐，被传染的可能性极小。因为乙型肝炎是通过体液传播的疾病。

乙肝患者在生活、工作、生育等各方面是完全正常的，但是人们依然对他们有很多误解和害怕。究其原因，一是因为大家没有真正搞清楚乙肝通过什么途径传播；二是因为大家不知道乙肝是有疫苗可以预防的，只要打上疫苗，产生了抗体，即便接触了病毒，也不会被感染。

从业内比较认同的角度来讲，乙肝疫苗是一个间接预防癌症的疫苗。因为肝癌是通过先感染病毒，然后肝损伤、肝硬化，最后才致癌的。如果打了乙肝疫苗，就不会感染病毒，不会肝硬化，自然也不会得肝癌。所以说，真正起到预防癌症作用的最早的疫苗，其实是乙肝疫苗。

中国规定，乙肝疫苗是一个强制接种的疫苗，儿童在出生二十四小时之内必须接种。所以，乙肝疫苗可以说是一个全人群接种的疫苗。但是，如果有人小时候没打这个疫苗，那么年龄大了仍然可以打。即便六十岁、八十岁的人，也可以打。只要接种者不是澳抗阳性，又没得过乙肝，就可以打。像医务工作者或者容易接触血液制品、血液的人，都应该接种乙肝疫苗。

曾经，报纸上报道康泰疫苗导致深圳二十多个孩子死亡的事件。一时间，家长们就不敢让自己的孩子打这个疫苗了。其实，这只是一个偶发事件，跟康泰疫苗没有关系。对此，世界卫生组织支持中国组织调查过。后来，卫生计生委和国家食品药品监督管理局也联合发了一个关于恢复使用康泰乙肝疫苗的通知。

一般来说，疫苗的免疫程序有基础免疫和加强免疫。基础免疫的话，有的疫苗打一针就行，有的疫苗需要打三针。乙肝疫苗的基础免疫需要打三针，就是零、一、六。零、一、六代表间隔时间，意味着今天打了第一针疫苗，一个月后要去打第二针，与第一针间隔六个月的时候要再去打第三针。只有把这三针打完，才算完成了基础免疫。

从国际上来讲，乙肝疫苗不主张加强免疫，打三针基础免疫就够了。但是在北京，为了慎重起见，对小孩除了完成基础免疫之后，还有一个加强针。如果在学校打过乙肝疫苗，但是打了几针、打了什么剂型不太清楚，那么到社会上之后，也可以重新打三针。但是重打三针以后，要做好记录，不能过几年忘了又打。

注射肝炎疫苗时，会出具一个知情者同意书。知情者同意书可以向接种者宣传预防接种的知识，里边有五个最基本的内容：一是疫苗的品种，比如是乙肝疫苗还是甲肝疫苗；二是这个疫苗预防什么疾病；三是提示接种这个疫苗后可能会有什么不良反应、回去该怎么处置；四是接种禁忌，即身体处于什么情况下不能接种或者暂时不能接种；五是注意事项。

专家暖心提示

孙美平（北京市疾病预防控制中心流行病主任医师）：很多人想打疫苗，但还有一些疑问。这时，可以拨打 12320 公共卫生热线电话——这是统一的公益性咨询电话，针对所有想接种疫苗的人，包括乙肝疫苗、甲肝疫苗以及其他一些流行病疫苗。这个电话是免费的，白天有坐席员回答，晚上为语音提示。

流感疫苗不能一劳永逸

不少人容易把流感和感冒混作一团。其实，流感和感冒是有区别的。由流行性感冒病毒引起的感冒叫流感，而由其他病原体引起的感冒叫感冒。流感可以在人群中广泛流行，有的病毒型别甚至还可以引起大流行，所以要特别关注和重点预防。

一般来说，普通感冒在家吃点药就行。而流感的话，最简单的保护方法就是去防疫站或者医院打疫苗。

疫苗都有重点或高危接种人群。流感疫苗特别建议老年人去打。因为很多老年人有基础病，得了流感以后，抵抗力要比青壮年弱，这样就会引起严重的合并症，如肺炎，甚至导致死亡。而且，还有很多老年人本身有各种慢性病，如果再得流感，就会加重他们原有的一些疾病。除了老年人，还有一个要重点推荐接种流感疫苗的人群是学生。学生是密集人群，流感是一种通过呼吸道传播的疾病，又叫人口密集病。因此，学生一旦得了流感以后，可能在人群中造成暴发。更广泛的，流感可能随着学生带入家庭流行开来，所以学生是重点。另外，还有特殊职业像医务人员，也应该优先打疫苗。因为他们在医院接触病人，既要避免自己得了流感向病人传，也要避免病人有流感向他们传。

国家规定，预防接种必须到有资质的医疗机构去。在北京，这类医疗机构一般叫预防接种免疫规划门诊。这个接种门诊，凡是设有预防保健科的医院都有，任何人都可以去。至于要不要选择打流感疫苗，建议老年人年年打。而年轻人的话，要是觉得自己身体好，即使得了流感也不会被击倒，也可以选择不打；但若最近家里有重要的事需要处理，要保证身体好好的，或者进行国际旅行，那个国家流行病很厉害，也建议去打流感疫苗。

有的人即便打了流感疫苗，最后还会得病。这是因为：一、疫苗是有针对性的。疫苗含有某个流行株成分，就只预防由这个流行株引起的流感，对其他流感病毒引起的流感则没有预防作用。二、任何疫苗对接种者的保护率都达不到100%，保护率达到90%就算很好的疫苗了。

还有小部分人打了疫苗之后，直接死了。这种极端案例，通过专家诊断和进一步检查甄别，最终确认绝大多数跟疫苗是没有关系的。

流感疫苗和其他疫苗一样，也会更新换代。第一代是全病毒灭活疫苗，第二代是裂解疫苗，第三代是亚单位疫苗。对裂解疫苗来说，"裂解"不但把病毒灭了，还把它给打碎了。因为要是减毒活疫苗，打了以后控制不好的话，可能还会得病——这种病毒疫苗对一般人来说是不致病的，可是对于免疫功能不太好的人反而会致病，这时，它就变成一个致病源了。而"裂解"之后，病毒被消灭得就更彻底了。

专家暖心提示

孙美平（北京市疾病预防控制中心流行病主任医师）：老年人打完流感疫苗后，基本上都有一些反应：一是接种部位可能会有不同程度的疼，但是疼痛比较轻。二是有的人会有一过性的皮疹或者一过性发热，但都是短暂存在的，一般一两天之后就自行消失了。

那些让人生病的心病

人的心理或者情绪出问题的时候，身体就会表现出某些症状。这种病放在儿童、青少年身上，就属于儿童期情绪障碍。举个例子，有一个小女孩十五岁，已经上初中了。这段时间，她不愿意上学校去。她妈妈每次催她上学的时候，她就发烧，而且是真的烧，能烧到四十一摄氏度。可是，她不上学在家里的话，就正常。

引起身体生病的心理有焦虑。焦虑就是碰见什么大事就紧张不安。比如，第二天要上台表演，很紧张；第二天要考试，也很紧张。焦虑还包括一些分离性焦虑、社会焦虑，表现为不敢见人。一到人多的时候，就紧张得出汗，而人少的时候就一点事都没有。比如坐地铁的时候，一看见这么多人，就胆战心惊。

除了焦虑，还有最常见的恐怖症，比如害怕什么东西。当然这有一个特征，就是他害怕的都是多数人不害怕的。它的发生，多数有一定原因，就是小时候的一种心理因素产生了创伤性的阴影。举个例子，有的人特别怕很花的绸缎旗袍。因为他上小学的时候参加家里一个老人的葬礼，老人往生之后穿了一套新衣服，跟老人的脸色、整个周围环境形成了很鲜明的对比。这在他脑子里留下了深刻印象。从此之后，他就看不得绸缎做的东西，不敢一个人跟任何绸缎做的东西待在一起。最严重的时候，他到一个卖绸缎的老字号商场，看到一件旗袍，掉头就跑。

　　还有一种很常见的心理是强迫。就是一个人反复洗手。他知道中国有一句古话："事不过三！"所以洗够三遍，心里就踏实了；要不洗够三遍，就难受。而且他洗三遍和别人不一样，先用中文"一、二、三"数着洗三遍，还要用英文"one、two、three"数着再洗三遍。每遍洗十分钟，一趟下来一小时就没了。到这个地步，他就万分痛苦。这样的情况，就属于强迫症。

　　对很多孩子来说，形成这个现象，是因为父母的教育方式不合理。举个例子，有个小女孩每次不高兴的时候，就躺在地上抽风，能抽很长时间，直到愿望被满足为止。而且真的是在地上抽，四肢僵硬，眼上翻，但那不是真正的癫痫。她上一年级，由于在家里是小公主，自我为中心惯了，所以就希望别的小孩围着她转。班里一个喜欢她的人都没有，她很孤独，没有朋友。她父亲一看孩子很孤单，挺可怜的，就想了一个办法，花钱雇别的孩子陪她玩。

　　对不同的情绪障碍，治疗方法各有侧重。在临床实践中，强迫、焦虑主要靠药物治疗，并辅以心理治疗。恐怖主要靠心理治疗。因为没有什么药吃完之后，胆就大了。另外，很多有情绪障碍的孩子或成年人有家庭教育方式的问题，所以一定要同时配合家庭心理治疗。

专家暖心提示

　　崔永华（北京安定医院儿科主任医师）：考察一个现象是洁癖还是讲卫生，要看它是否影响了正常生活。没影响生活，就不是病，而是一种较真的性格，是一种强迫性的人格。影响了生活，就是洁癖。

吃顿便饭也能一命呜呼

　　夏天到了，很多人喜欢胡吃海塞，比如夜晚去地摊吃消夜之类。有这种习惯的话，就容易吃坏肚子。

　　普通的吃坏了肚子，有点胃肠炎，一天、半天有点吐有点拉，问题不太大。但是如果既吐又拉，没办法吃东西了，就要引起注意。一般情况下，吃坏肚子后，扛的时间不宜过长，一天、半天就可以了，如果一天、半天不好，就一定要到医院去输液。曾经有个病人恶心、吐、拉肚子，自己扛了三天。结果在分诊台量血压的时候，量着量着就钻到椅子底下去了。

　　也有一些人因为不知道该吃什么东西，结果误吃引起了食物中毒。有一个小姑娘就因为吃错了蘑菇，而导致肝功能衰竭，浑身发黄，碰哪哪出血。因此，想吃蘑菇的话，尽量去市面上买。

　　吃撑了或者吃得不好，导致拉肚子、呕吐或者偶尔犯点肠炎、胃炎之类，这是经常会有的一些现象。人们常容易把它和食物中毒混淆。其实，食物中毒是吃了某种含有生物性或者化学性毒素的食物，或者是直接把这种毒素吃进去了从而导致一些急性或亚急性不传染症状的发生。

食物中毒大体上分四类，第一类是化学性的食物中毒。大家吃的很多食物里面，可能不经意间经过一些酶和细菌的作用，产生了一些化学毒素。比如经常吃的青菜，如果放的时间特别长，可能就会产生毒素。还有腌制蔬菜，比如《舌尖上的中国》里面说的泡菜。泡菜很好吃，但是也要讲究泡的时间。头三天，可以吃，这时候叫跳水泡菜。但是在第三天到第三十天这段时间，恰恰是它的亚硝酸盐等有害物质释放的时候，这个时候就不能吃了。如果再想吃老泡菜的话，就得三十天以后，掐头去尾，吃两边，舍弃中间。它是很讲究度的，这个吃的时间需要把握好，如果吃不好的话，就会中毒。

第二类最常见，是细菌导致的食物中毒。普通人理解的就是吃了不干净的东西或者脏东西。实际上，这不干净的东西往往是大肠杆菌。比如经常吃的凉菜，做的时候手不干净，处理方式不当，就容易导致食物中毒。当然，大肠杆菌也有非常厉害的时候，可以引起很严重的肠道出血、肾衰竭。

还有肉毒梭菌。《舌尖上的中国》里提到过一个很好的美食——臭豆腐。这种东西很好吃，但是如果处理不当的话，它就有可能导致肉毒梭菌中毒。肉毒梭菌主要是对人的神经系统产生一定影响。一旦中毒，可能会出现视物模糊，特别严重的，甚至会引起呼吸衰竭。

第三类是真菌性的食物中毒。大家经常用的油，要注意来源。国家一直强烈反对使用地沟油。因为地沟油里面有黄曲霉素，它是由一种真菌产生的毒素。这种毒素可能对肝脏造成损害，时间长了，有可能导致肝癌。

第四类是有毒的动植物导致的食物中毒。有毒的植物比较多见的是蘑菇。吃毒蘑菇，经常会有小人国幻想症。有报道说，有人吃完之后产生一些幻觉，看东西都很小，觉得这就是小人国了。还有一种可能不常吃，但是毒性很大的动物——河豚。实际上，河豚的内脏特别是肝脏、卵巢里面毒性非常大，严重的可能导致呼吸麻痹。

专家暖心提示

刘业成（北京协和医院急诊科医生）:《舌尖上的中国》有一期提到过醉蟹。每个厨师都有自己独到的调味方法，河蟹可能好一些，但是有的时候，比如海蟹，处理得不好，有可能它里边含有一些副溶血的弧菌。这类菌可能造成食物中毒，出现一些消化道的症状，如恶心呕吐、肚子疼、拉肚子。

这种便当最健康

对白领来说，并不是每一个单位都有食堂，在外面吃又会有吃到地沟油的危险，所以不少人会自己带饭去单位吃。

有些人自己带饭的时候，喜欢带蔬菜。吃蔬菜本身是一件很健康的事。但是，带的菜一般留的时间比较长——它们往往不是当餐吃，甚至有时候是前一天晚上做，要隔一晚上，第二天才吃。这样的话，菜放时间长了，就很容易产生亚硝酸盐。

实际上，菜做完之后，就会有亚硝酸盐。甚至在做之前，比如菜在仓储运输的过程中放时间长了，即便买回家做熟，它同样会产生亚硝酸盐。菜做熟之后，只可能把细菌杀了，但是亚硝酸盐还是会产生。不过不是细菌直接导致人食物中毒，而是细菌分解菜里面的某种成分，导致产生亚硝酸盐，致使人食物中毒。

最多见的容易产生亚硝酸盐的物质是绿叶菜。一般情况下，如果放得时间长的话，瓜果类蔬菜产生亚硝酸盐会相对慢一些。所以，带菜首选应该是瓜果类蔬菜。其次是根茎类蔬菜，比如藕、土豆、萝卜。它们相对好一些。

选对蔬菜之后，还要选对饭盒。最理想的是玻璃饭盒或者搪瓷饭盒。另外，菜热完之后，直接盖上盖也不是很理想。因为盖上盖后，菜凉的速度会比较慢，如果菜的温度比较高，当时又不吃的话，细菌就比较容易繁殖。最好的办法是先晾凉了，再盖上盖。

还有的人在盖盖之前，会翻一翻，尝一尝。最好是不扒拉，菜放凉了，直接盖上盖就可以了。如果一定要扒拉，就拿筷子弄出去一些自己尝尝，剩下的还是盖上。因为筷子放到口腔里面之后，再放在菜里面扒拉，就把口腔里的细菌都抹在菜里面了，然后再盖上盖，就会让细菌在里面繁殖。一般少量的问题不大，但是如果带饭放的时间比较长，就不那么理想了。

另外，家里有冰箱的话，如果要带的菜想放的时间相对长一些，最好是把菜放冰箱里。即便天气并不特别热，室温也挺低，也要放到冰箱里。因为放到外面，细菌繁殖的速度要比放到冰箱里快很多。

因为吃错东西，而导致自己有食物中毒症状的时候，到医院里去，医院会为患者做的事情，可能就是洗胃或者催吐。实际上，不管是洗胃还是催吐，都有个时间窗。一般情况下，国内建议六小时之内，国外建议两小时之内。所以，如果真正需要把胃里的东西清除出来的话，当然是越快越好。这时可以用一个简单的自救方法，自己先处理一下——猛灌水，把它吐出来。实际上，胃就像一个皮球。没吃东西的时候，胃是扁的，想要吐，让这个皮球收缩有点难。但是，如果往里面灌一点水，皮球胀起来了，里面就有张力了。这样，它会刺激相应的一些神经反射，就很容易吐出来。要是有条件的话，也可以猛灌牛奶。灌牛奶比灌水的效果好，因为牛奶本身对胃黏膜有一些保护作用。

专家暖心提示

　　刘业成（北京协和医院急诊科医生）：有的人带饭去单位吃，带的荤菜不很多，然后就不放冰箱，在吃饭之前，也不重新热，打开就吃。这样看上去很方便。实际上，一般情况下，放了这么长时间，菜里面细菌增加的数量都会比较多。所以，吃之前，最好是重新炒一下、热一下或者煮一下。

胡吃海塞特别痛哦

　　肚子疼很常见。但是有一个病除了肚子特别疼之外，可能还会出现一些其他表现。因为它涉及人身上的一个消化器官，这个消化器官会产生炎症，如果处理不好，这个炎症会导致消化器官不消化食物，而消化人浑身的脏器——它消化肺，会导致呼吸衰竭，有可能出现喘不上气，要呼吸机帮喘几口气的状况；它影响到肾脏，会导致肾衰竭，有可能需要透析。几乎它所到之处都荼毒一片，想消化谁就消化谁。这个病就是常说的胰腺炎。

　　人的胰腺就和红薯一般大，在胃后面。它是一个消化器官，也是一个内分泌器官。它如果产生了炎症的话，后果很严重。

官方的统计数字显示，有万分之一到万分之八的人得过胰腺炎。也就是说，假设北京市有两千多万人口，起码有万把人有胰腺炎。

胰腺炎在中国最多见的原因是人本身有胆道系统的问题——胆道有石头。胰腺和胆道都是人体消化器官，这两个消化器官最后有一个共同的通路，才能一起通到肠子里来消化食物。如果有石头从胆道掉下来，堵到共同通路上，那么胰腺分泌的胰液就出不去了。这种情况下，消化酶倒流，就可能引发胰腺炎。暴饮暴食也可能导致胰腺炎。人在暴饮暴食的时候，消化酶分泌得很多，胰酶分泌得很旺盛，如果这时有一些解剖问题，就很容易造成胰腺炎。现在很多年轻人基本上把暴饮暴食当成习惯了。因此，相对来说，年轻人更要注意一点。

当然，还有一些其他原因会导致胰腺炎。酗酒便是其中一个重要原因。从国外的统计数字来看，引起胰腺炎的第一位的原因是酗酒。

一些人喜欢不吃早饭，这样容易得胆结石。得胆结石后，再暴饮暴食，消化酶一分泌，石头掉下来卡住通路，就容易引起胰腺炎，有时候也有高脂血症。曾经有一个病人刚生完孩子，因为催奶，吃得多，结果就得了高脂血症胰腺炎。

对于胰腺炎患者，一个最普遍的治疗方法就是饿着他。如果是轻症胰腺炎，饿几天肚子就好了——一般一个礼拜，尽量不吃东西，输点液；再或者用一些抑制消化酶的药也能好。如果患者痛，就要打一些止痛药，如杜冷丁。但是有时候，一些病人症状比较重，出现呼吸衰竭、肾衰竭的状况，这就要戴呼吸机、做透析，进行一系列治疗。

经常有很多人好了伤疤忘了疼，多次得胰腺炎。他们可能每次都是轻症胰腺炎，饿两天好了，就没太注意，所以总犯病。但是这样不好，因为胰腺组织被破坏到一定程度，可能造成慢性胰腺炎，那以后就会长期疼痛。

如果病情偏重，就是胰腺本身有挺重的损害，又还没有到各个脏器都衰竭的程度，或者已经衰竭，后面慢慢又好了，那么一般建议患者下一个鼻空肠管。因为患者要吃饭，每次只要一吃东西就疼。鼻空肠管就是从患者鼻子下一根管子，一直经过胃，到空肠，绕过胰腺，这样就可以通过空肠营养管给患者打食物。打三个月，然后复查，好了之后，才能慢慢自己恢复饮食。

胰腺发起病来很猛，而且对人的健康影响很大。因此，大家平时要稍微注意一下饮食——要吃早饭；尤其在夏天，不要盲目地暴饮暴食。另外，胆囊有结石要及时处理。总的来说，就是要做到"该吃的时候要吃好，不该吃的时候别瞎吃"。

专家暖心提示

刘业成（北京协和医院急诊科医生）：慢性胰腺炎是长期的疼痛，然后是脂肪泻。如果出现了这种情况，疼痛就没有办法自己好，只能一直吃止疼药，或者做手术，把感觉神经切断。总之到了这一步，治疗就很困难了。所以，建议大家要小心。

对药说我是吃货

药物成瘾？真是让人太难以理解了！

　　药物成瘾大部分属于医源性成瘾。成瘾比较厉害的基本集中在安定类药上。晚上睡不着觉，吃一两片安定，还睡不着，再吃三片、四片、五片……最多的时候，有病人一天吃了五十片安定。

　　药物成瘾之后，并不太能看出来。比如安定类药，吃完了感觉挺好，看不出什么症状。再比如止咳糖浆，喝完后，也没什么。但要戒断不喝以后，恐怕就会出现戒断反应。有些人对止咳糖浆成瘾以后，就成箱地买，每天起码喝三五瓶，喝完了觉得舒服；一旦不喝，就出现戒断症状——流泪、打哈欠、流鼻涕、身上疼、难受，就跟毒品的戒断症状相似，因为止咳糖浆里边含有可待因。最严重的戒断反应——精神退缩，不追求别的东西，整天就追求药。

　　有些药特别容易上瘾，常见的有镇静催眠药、抗焦虑药、镇痛药、精神兴奋药、一些麻醉药、有毒品成分的药等。

　　镇静催眠药，临床比较多见的是苯二氮卓类和苯巴比妥类药，像常用的安定——佳静安定、舒乐安定、氯硝安定，以及苯巴比妥速克黏都是这类药。这类药里面，作用时间越短、起效越快的药，越容易上瘾，比如以前的三唑仑，也叫海洛神，有些吸毒人员为达到快速起效的作用，往往拿三唑仑跟毒品一块儿吸。最近几年，国家已经将这种药退制，不允许用了。

　　抗焦虑药，实际上大部分是苯二氮卓类的药，即安定类的药。

　　镇痛药容易上瘾——凡是镇痛药，都有成瘾倾向。以前，镇痛药应用比较多的是曲马多，好些吸毒人员吃曲马多，因为它镇痛作用比较强，而吸毒的戒断症状就是浑身疼痛。还有些人为了戒毒，也会买一些曲马多。但是最近几年发现，有人用曲马多成瘾，尤其是初中生、高中生为了寻求刺激，就买一些曲马多吃，觉得挺舒服。

　　精神兴奋药就是毒品，主要指苯丙胺一类的药，冰毒、摇头丸即是。

K 粉——现在有种毒品叫 K 粉，实际上叫氯胺酮，也是麻醉药。做过手术的人大多被注射过这个麻醉药，但没成瘾，这是因为他们属于被动地、短时间、小剂量地使用，做手术顶多用一两次。麻醉药不太容易得到，能使用麻醉药成瘾的人一般是麻醉师。曾经有一次手术，大夫给人做完麻醉，还剩半支药，就给自己注射了。之后越打越多，一开始打半支，后来就打一支、两支，成瘾以后，量不够了，就偷单位的药。

有毒品成分的药，像部分止咳糖浆、复方甘草片、杜冷丁等。杜冷丁实际上是鸦片一类的药，里边包含有海洛因。这些有毒品成分的药都是国家严格管制的药，是要实名制登记在册、定点发放的，不能滥用。

常常有人为了治病而迫不及待地吃药，但要注意在使用上面这些药时，一定要遵照医嘱，而且没事最好别碰它们。要知道，一旦药物成瘾，就不太好治。虽然现在可以用药物替代治疗躯体的戒断症状，但是心瘾很难克服，有可能十年八年后，他都会想念毒品。

专家暖心提示

杜万君（首都医科大学附属北京安定医院精神科主任医师）：凡是含有容易让人成瘾成分的药物，一定要严遵医嘱，按剂量短时间地吃，不能无限制地长期吃，一旦成瘾，就很难办。治疗成瘾最好的办法就是别成瘾。

感冒药不能乱吃

伪麻黄碱、氯苯那敏、右美沙芬、乙酰氨基酚，这些东西到底是什么呢？可能它认识你，你不认识它。实际上，它们是我们常服用的感冒药的有效成分。

伪麻黄碱。市场上60%～70%的感冒药里面含有这种成分，比如白加黑、日夜百服咛、泰诺。这种成分主要是缓解鼻塞的。现在，国家要求老百姓能买到的感冒药里面，伪麻黄碱的含量不超过30毫克，超过30毫克的要凭身份证去购买，量实在太高的则变成了处方药。这是因为以前，伪麻黄碱含量超过30毫克的感冒药很多，有非法分子把那些感冒药收集，从里面提炼冰毒。

氯苯那敏。也是感冒药的一种成分，很常见。单听名字，大家很难知道它是干吗的，但如果说扑尔敏，好多人知道。扑尔敏的学名就叫氯苯那敏，当我们有流鼻涕、打喷嚏这些症状时，氯苯那敏这种成分就起作用了。氯苯那敏是一种抗组胺的抗过敏药，感冒时流鼻涕，是因为身体内的组胺释放太多，当把组胺阻断之后，不让它释放，流鼻涕症状就缓解了。

右美沙芬。常用的止咳成分，通过中枢镇咳。干咳、没有痰时，会选择使用这种药。

乙酰氨基酚。90%的感冒药里面都含这种成分。它可用于退烧止痛。

发高烧的时候，可用它退烧；牙疼或者女孩儿月经痛的时候，也可用它。

通常，感冒不会只有一种症状，而是多种症状齐发——流鼻涕、打喷嚏、咳嗽、发烧、浑身酸痛等，那就需要针对症状，选覆盖这些症状的药。市场上绝大多数感冒药是复方药，比如日片上面写着"氨酚伪麻美芬"，那可能氨酚就是乙酰氨基酚，伪麻就是伪麻黄碱，美芬就是右美沙芬。这时候，它就可以缓解发烧头疼、鼻塞和止咳。当有这些症状的时候，你可以选择对应它的药。但是如果你只发烧，并没有其他症状，既不鼻塞，也不咳嗽，那选择单一成分的药就好了，比如对乙酰氨基酚片，就是一种成分，用于退烧和止痛。

很多时候，老百姓说多吃几种感冒药好得快，所以买了日夜百服咛，又买白加黑，但是，不同牌子的药含的成分实际上是一样的。这就等于重复吃，比较危险，因为像乙酰氨基酚，如果吃重复的话，会对肝脏造成损伤，严重的会造成肝衰竭。

知道该怎么吃药以后，有的人就再也不买那么多药了，因为感冒通常多种症状并发，他就拿着一种复方药，一直吃，吃到好为止。这也是一个误区。感冒实际上是病毒感染，而病毒清除要靠我们自身的免疫力。身体先识别病毒，发现能对付它，可能过一两天，免疫系统就会产生抗体，并逐渐把病毒清除。这是我们自身调节的一个过程。而所有感冒药，都只针对一些具体症状，治标不治本。只针对症状，不吃药感冒也能好。即便明确诊断是病毒感染引起的感冒，不吃药也是可以好的，前提是注意休息，让自身免疫系统发挥作用，靠自己的免疫力好起来。

通常，感冒第一天特别难受，症状比较重，有的人看使用说明，说一次吃一片，一天吃三次。他就一次把三片都吃了，想一开始先把症状给压住。这样可能导致中毒。药物有有效剂量、无效剂量和中毒剂量之分。药品从研发到上市，大概要十年。这十年除了研究它的毒副作用以外，

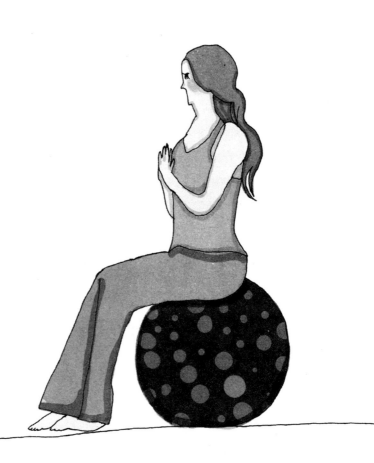

还要研究它的有效剂量。低于有效剂量是无效剂量，而高于有效剂量就可能达到中毒剂量。一下子把三片都吃了，就可能达到中毒剂量。

专家暖心提示

冀连梅（北京和睦家康复医院药房主任）：希望大家养成一个好习惯：以后吃药的时候，打开药盒，看看药里面的有效成分是什么。

家庭摆药是技术活儿

家中放一些常见药是必不可少的，那药该如何摆放呢？摆放得整齐、漂亮就 OK 吗？实际上，摆药是一个技术活儿，有点讲究。

不分中西药的时候，药品摆放要遵循几个原则。

第一，口服药跟外用药分开放，外用药和辅料放一起。外用药，比如开塞露、用于皮炎的激素药膏、眼药水，要单独存放。辅料、器械类，如体温计、创可贴，可以放在辅料里面。

口服药可单独存放，但一定不能让孩子接触到。曾经有个小朋友，看见他妈妈每天都吃一粒避孕药，觉得挺有意思。等妈妈吃完之后，药盒放在那儿，他也学着妈妈，把这个药吃了，所以就可能对孩子造成伤害。

第二，处方药不放在家里。对于处方药，家庭不应该常备头孢克肟、诺氟沙星等抗生素。太随意地用抗生素，容易产生超级的耐药细菌。等身体里真正有细菌感染时，抗生素可能就没用了。所以对于抗生素，必须去看医生，医生开了处方才能用。

第三，儿童药不能跟成人药放在一起，要分开放。有的人喜欢提前预备好药，但儿童药是有有效期的，在一定有效期内可以保证疗效，超过有效期可能就失效了。很多儿童药有安全盖，孩子打不开，这就是怕孩子一旦打开，可能误服，而西药中一些止咳糖浆含有可待因成分，和毒品的一些成分是一类的。这样如果孩子误服太多，就会成瘾。

此外，酒精是非常危险的。有的人习惯每天回去用酒精擦手机、擦包，这是好习惯。但是保存酒精就要留心了。酒精易燃，不能跟普通的家庭药一起放在家庭药箱里，可单独把它放在厨房的防燃橱柜里。

生活中，摆药常存在误区。有些人为了腾空间，把一些家庭常用药的盒子和包装全部拆掉，直接拿塑料袋把药装起来放到箱子里。从空间上来说，确实省空间了，但是等到用时，会发现说明书没有了，药的包装盒没有了，药怎么吃、有效期到什么时候也就不得而知。

一般提倡每三个月整理一次家庭药箱，整理的时候还要看看药品的有效期。药品有效期很短，通常就两到三年。一旦药品过期，就需要及时处理。譬如使用眼药水的时候，一定要看有效期。通常认为眼药水的有效期是两到三年，但这指的是眼药水的使用有效期，仅限于瓶盖没打开，处于原始包装状态下的时候。一旦眼药水被打开使用，有效期就缩短为只有三十天了。因此，使用眼药水很重要的一点就是，一旦开封，就要拿笔记上开封日期。

关于储存药品，有些人认为把药都放到冰箱里保鲜就 OK 了。冰箱里温度可能是二到八摄氏度，一些调节肠道菌群的益生菌类药，放冰箱里没事；一些止咳药水没被打开的时候，放冰箱里也没事。但对于通常的口服药和外用药，不建议放在冰箱里，因为药品需要干燥、阴凉、避光的环境，而冰箱里是潮湿的。

专家暖心提示

冀连梅（北京和睦家康复医院药房主任）：一般我们习惯把过期药品直接扔进垃圾桶，但是中国有些地方可以回收药品，这样，就会有一些不法分子从垃圾桶里把这些药拿去，卖到一些偏远农村害人。所以通常不建议把过期药扔进垃圾桶。药过期了，可以把它拿出来碾碎，顺着马桶冲下去。

卫生间最脏的不是马桶

众所周知，家庭死角大清除应该先从房间最脏的地方下手。房间里最脏的是卫生间，可卫生间里最脏的地方又是哪儿呢？通常，大家会想当然地认为是马桶，但是，殊不知还有很多地方比马桶更脏！

卫生间的密封胶是最脏的。有一个调查显示，70%的家庭中，密封胶是重度污染的地方。像脸盆跟墙临近的地方，本来应该是白色的，现在却是黑色且有缝隙的胶的沟壑，这就是密封胶。如果仔细看，很多人家里的密封胶上面都有一层黑色东西，多由霉菌构成。这是因为卫生间的环境温暖、潮湿、通风差，霉菌、细菌容易生长。

霉菌最容易导致一些家庭常见病，如过敏性鼻炎、哮喘。这些病不但小孩子高发，而且很多大人也会"中标"。因此，要养成一些良好习惯，洗完澡或者洗脸之后，可能有肥皂沫残留，那就要拿清水冲洗干净。如果特别脏，要考虑用消毒剂，特别难刷的地方，用牙刷帮忙。另外，要给卫生间定期通风，如果没有窗户，就把门打开，让空气流通，使卫生间变得干燥。霉菌最怕干燥，一干则死。

淋浴喷头也挺脏。喷头上面有黏糊糊的水锈，很多霉菌就在里头。洗澡时，要先稍微放水冲冲。喷头也要尽量选用金属质地的。如果有时候喷头特别脏，可以把它放在白醋里，除一下水垢。

牙刷也脏。卫生间很潮湿，牙刷不可能彻底干燥，就容易滋生细菌。一般不要把牙刷放在洗澡或者洗脸经常会溅到水的地方。但如果卫生间特别小，牙刷没地儿放，只能放在这些地方的话，洗澡时最好用东西把它扣起来。另外，很多人冲马桶的时候不习惯盖马桶盖，这个过程当中有些细菌就会飘浮到空气中，掉到牙刷上。所以，最好是把牙刷晾干后盖起来。

还有毛巾也脏。毛巾早晨擦过脸后，可能到晚上用的时候，还是湿的，所以毛巾要定期更换，一般三个月到半年换一次。

还有一个脏的地方是下水道。不管是老式楼，还是新楼，下水道有时会有味儿，闻起来臭臭的，里面究竟有多脏，也就不言自明了。清洁下水道通常要找专业公司，但有一些我们可以做到，比如家里的下水道常会被头发堵住，很多脏东西就跟着附着在那儿。从里面揪出过头发的人都知道，除了头发之外，还有很多湿乎乎、黏糊糊的东西附着在上面，所以每次洗完头发之后要把下水道的头发掏干净。

相比之下，马桶反而更干净。因为它一般是敞开式的，经常通风，里边不会特别潮湿，而且还会被定期冲洗。

生活当中，我们常常会患一些皮肤病和呼吸道疾病，大家会觉得是抵抗力不行了。其实，这时候不一定要从自己的身体找问题，而要从周围环境先找一下问题，可能问题就来自你以前想不到的地方。

专家暖心提示

　　钟旭辉（北大医院小儿肾病内科副主任医师）：你觉得最脏的地方，经常会关注它，冲洗它，因而把它弄得很干净。而你不觉得有多脏的地方则容易被忽略掉，恰恰成了最脏的地方。

每天有多少细菌陪你做菜

　　俗话说得好："民以食为天！"厨房因此成为生活重要场地，其卫生情况与我们的健康密切相关。

　　研究显示，厨房里的抹布每平方毫米有约一千万个细菌。这意味着抹布比马桶还脏，马桶内壁上每平方毫米的细菌才为十万个左右。抹布上的细菌有很多种，包括大肠杆菌、霉菌、绿脓杆菌、葡萄球菌，其传播的疾病可能占到家庭传染病的四分之一以上。由于抹布接触得比较多的是餐具和吃的东西，这样细菌就会从嘴里进去，引起胃肠炎和腹泻。有些人习惯用抹布擦完这个擦那个，殊不知细菌也就从这儿去到那儿，像传染一样，一个多米诺骨牌被推翻了，一串东西上面都会有细菌。所以平时一定要养成良好习惯，不同的地方用不同的抹布，比如擦案板和擦油烟机的抹布就要分开。这可以根据自己家里的情况来分。另外，抹布用完之后，不能堆成一团放在那儿，要洗干净、拧干，然后平铺在某个地方晾干。也不能一块抹布一直用，要定期更换。

案板用过之后，多多少少会有菜汁、汤汁洒在上面，特别难洗掉。但每次用完之后，还是要把它刷干净，包括案板上的刀痕也要洗干净。尤其要注意的是，切生食和熟食的案板要分开。比如在案板上切完生肉后，就不要再切西瓜或者一些熟食了。一个案板如果用了一周以上，上面的细菌可能达到每平方厘米二十万个，相当于两个马桶那么脏。而一个案板至少要三十平方厘米，那么三十乘以二，就有六十平方厘米，这就相当于一个案板有六十个马桶那么脏。经常有些人隔靴搔痒地把案板对着水龙头冲一冲，这样不可以，有些脏东西是去不掉的，比如一些肉渣、食物残渣、汤都在这里头。案板是一个藏污纳垢的地方，因此要定期晾干，这点很重要。

还有一个地方的卫生很容易被忽略，这就是门把手、水龙头把手、水壶把。很多医院特别注意的院内感染管理中很重要一点，就是手的卫生。双手特别重要，很多细菌以双手为媒介来传播。我们在吃东西或者做食物之前，可能会注意洗手，但是在开门时不一定会注意，而且有时从外面回来，也没有那个条件洗手。手上多多少少会有细菌。门诊曾有个小孩儿，肠炎特别难治，好了又犯，总复发。后来医生就跟他母亲聊了一段时间，发现她有个习惯不太好，就是孩子小，要换尿布，她每回换完之后，去开水龙头，水龙头开关就被污染了，紧接着她用这个水龙头洗手，洗完关上再去冲奶。这个过程中，一些细菌就循环传播。而且她刚收拾完便便，便便里面的细菌是最多的，再给小孩子弄吃的，这样，肠炎自然就总复发了。

关于厨房卫生，越是大家不注意的地方，可能越是藏污纳垢。我们看到脏的地方，未必最脏；我们注意不到的地方，却可能会带来一些比较惊悚的后果。

专家暖心提示

　　钟旭辉（北大医院小儿肾病内科副主任医师）：可能你不觉得有些什么东西会在手上的时候，它已经在手上了，然后再到处去摸，就很容易被感染。

冰箱、洗衣机竟比马桶还脏

　　家庭大扫除真的不是一件小事儿，因为常常会有出乎你意料的事情发生。能想象吗？保鲜的冰箱、清洁的洗衣机，都有可能是秘密细菌基地。衣服可能越洗越脏，而冰箱里的东西也可能越冻越坏。

　　一般来说，我们认为冰箱里不会有细菌，因为冰箱里特别冷，细菌活不下去。其实不然。要知道细菌种类很多，有喜热的，有喜冷的，有些任何环境下都可以生存，而且生命力旺盛。有些嗜冷菌就是这样，虽然冰箱温度低，但还是可以生存的，它们就喜欢冷的地儿。冰箱每平方厘米有八千个细菌，体积又大，那细菌的总个数都数不过来了。

　　冰箱里可以放很多东西，但如果一些东西不需要放到冰箱里，非把它放进去，或者东西摆进去，放得不正确，那就非但没有保鲜作用，反而会让冰箱里变得很脏。在夏天，孩子吃了从冰箱里拿出来的一些食物之后会上吐下泻。情况严重的话，甚至会引起发烧、败血症。特别小的孩子拉肚子，还会有脱水问题，严重情况下也有生命危险。

　　冰箱里东西的摆放很讲究。大家常常习惯把鸡蛋放在冰箱的鸡蛋架上，绿色蔬菜放在冷藏层，肉放在冰箱下面的冷冻层。其实，鸡蛋不太适合直接放在鸡蛋架上，因为鸡蛋上有很多细菌，放在架子上，细菌就会传到别的东西上面去。所以鸡蛋尽量用专门的盒子装，然后再放进冰箱。菜也不能直接放进冰箱，应该拿保鲜膜包起来，再放进去。葱则不太适合放在冰箱里，因为葱上面有很多嗜冷的细菌，放到冰箱，细菌会繁殖得更快。大家一般认为，把肉放在冷冻冰柜，尤其是温度调低一点，就永远不会坏，至少一两年没问题。但冰箱不是保险箱，实际上，肉在冰箱里存放是不应该超过半年的，半年以上也会坏掉。

　　冰箱也要定期清洗，其外壁和内壁要定期用洗洁精、清水或者消毒剂好好清洗。冰箱门上的门封胶很容易被忽略，平时也要拿清水擦一下，如果比较脏，就要拿洗洁精、消毒剂擦一下。

　　有人认为洗衣机不脏，因为洗衣服时，混了洗衣粉的水会顺带把管道冲干净。但实际上，洗衣机上的细菌可能是马桶的五百倍。洗衣机里比较脏的地方，有洗衣机门的门封条和洗衣机的洗衣粉盒。有时候家里的洗衣粉盒拉出来之后，可以看到，上面脏乎乎的，有很多污渍。由于放洗衣粉，衣服洗完后，洗衣粉盒虽然还残留一点水渍，但很多人不管，一下就把它推上，等到下次，直接倒洗衣粉接着洗。这样，就形成了恶性循环。因此，平时在家里洗完衣服后，要打开洗衣机的滚筒盖，把洗衣粉盒拉开并晾干。或者现在很多洗衣机都有加热功能，那就定期拿45℃～60℃的热水，让洗衣机空转一段时间，也有消毒作用。还有专门的洗衣机消毒剂也可以使用。

　　洗衣机还有一个地方比较容易被忽略，就是过滤的布袋。它里面有很多脏东西，都会在那个袋子里面。因此，布袋也要摘下来，定期清洗。

另外，衣服洗完之后，一定要晾干，如果能够放在太阳下晒一晒就更好了。这样，可以减少细菌滋生，要知道小孩的鹅口疮就跟霉菌有关系。

专家暖心提示

钟旭辉（北大医院小儿肾病内科副主任医师）：鹅口疮就是有一些比较小的孩子，他的嘴里两边有种像奶一样的东西，附着在口腔黏膜上，这种就是霉菌感染。

危险的亲密接触

很多年轻的女孩们，对待自己的脸，绝对是花钱不心疼，多贵的化妆品都敢往脸上用，多精致的妆容，每天耗费再多时间，也要一笔一笔地勾画好！但是，有时会发现脸上出油、长痘，做再多保养也无济于事。其实，脸上出油、长痘、起皮疹，都跟螨虫有关系。

对很多人来说，螨虫只有一种，但实际上，螨虫有具体分类。譬如，酒糟鼻跟蠕形螨有关，而还有一种容易被忽略但会影响形象的螨虫，叫尘螨。现在，很多人患有哮喘、过敏性鼻炎等过敏性疾病，就和尘螨有关。而且这些疾病是治不好的慢性病，特别让人困扰。脸上有皮疹，会让面子不好看；但如果鼻炎严重，不停打喷嚏，或者一会儿擤一下鼻涕，也很影响形象，尤其是在领导讲重要事项或者开会的时候。最可怕的是在要接吻的时候，一个喷嚏打出去，那就比较痛苦。

螨虫最多的地方是床上。英国有一个研究显示，即使很干净的人的家里，一个床垫上也会有 1.5 万只螨虫。不要觉得床垫上放有床单就万事大吉，要知道，每次换床单的时候，床垫上也会落一些灰。因此，要定期拿湿毛巾擦一下床垫。床垫上有脏东西的话，还得用肥皂水洗洗，再擦干。

除了床垫之外，还有一个地方我们待得可能更久，那就是电脑边。由于上网，宅男宅女们通常会成天待在电脑边，而电脑的键盘和鼠标垫就特别脏。有一个研究，对三十三个办公室做调研之后发现，一个键盘携带的细菌是一个马桶的五倍以上。键盘脏比较直观，拿清水定期擦洗就好。当然，最好不要用酒精擦，因为酒精可能会腐蚀键盘。也不要总坐在键盘边吃东西，吃着吃着又去敲键盘。键盘很脏，会引起肠炎、腹泻。

除了这些，还有常用的钱和手机，都是比较脏而我们又密切接触的东西。触屏手机可能比卫生淋浴间脏十几倍以上。因为经常会按来按去，拨号接听。还从早到晚，随时拿着手机看。脸上容易长痘痘，就跟手机清洁有一定关系。清洁手机，可以拿湿巾擦，如果有脏东西，那么每天都要擦。有人会觉得这要花特别多时间。其实擦手机并不很麻烦，看电视或者做其他什么，随手就擦了。

关于空调，我们都知道，要定期清洗过滤网，但空调最脏的地方其实是送风机内部，那里有很多灰尘和细菌。我们可以在天气比较好的时候，通过空调的送风功能，让空调送风三四个小时，这样，能够有很好的清洁作用。

还有加湿器。由于天气干燥，很多人会在家中用加湿器。但是加湿器如果不打扫，里头就可能有像霉菌一样绿乎乎的东西，所以加湿器也要定期清理。

这样看来，我们几乎生活在定时炸弹上，因为家中的每个角落和细节都随时在向我们释放各种各样的细菌。当然，我们并不用谈菌色变，只要养成一些好习惯，然后定期打扫，花不了多少时间，就能起到很好的效果。

专家暖心提示

钟旭辉（北大医院小儿肾病内科副主任医师）：擦电脑键盘的时候，如果把水滴进键盘，那就麻烦了。因此，擦的时候要注意，把抹布拧干到只带一点点湿乎乎的感觉，再去擦键盘。

致癌的幽门螺旋杆菌并不可怕

二十几岁的白领得胃癌，这种事情屡屡被媒体报道。不少人就赶紧跑到医院做检查：往一个袋子里吹一口气，检查幽门螺旋杆菌。那么，幽门螺旋杆菌是什么？跟胃癌有什么关系？

现在，检查幽门螺旋杆菌基本上成为很多体检中心的常规项目。幽门螺旋杆菌其实是胃里一种常见的细菌。当然并不是每个人都有这种细菌，一般十个人中四到五个人有。

幽门螺旋杆菌呈棒状结构，后边有几个鞭毛，在胃窦、胃体部容易感染，胃窦部最易感染。它是 20 世纪 80 年代被发现的。当时，有两个澳大利亚科学家，一个叫巴里·马歇尔，一个叫罗宾·沃伦。他们在实验室里发现，胃溃疡、十二指肠球部溃疡里边有一种细菌。把这种细菌进行培养以后，其中一个人就把它喝下去了。结果，马上呕吐、腹泻。做胃镜一看：胃里边出血，有明显的炎症。

幽门螺旋杆菌长期在人体内存在，可造成胃炎、溃疡，甚至胃癌。一旦感染阳性的幽门螺旋杆菌，就要注意。但是，感染幽门螺旋杆菌跟胃癌之间并没有100%的因果关系。感染幽门螺旋杆菌的人将来并非一定得胃癌，它不过是容易形成萎缩性胃炎或者溃疡病，大大增加得胃癌的概率。比起没有感染的人，感染幽门螺旋杆菌的人得胃癌的概率可能提高四到五倍，甚至更高。假如胃镜下一看，没有萎缩性胃炎、溃疡，发生胃癌的概率就相对低一些。

现在并没有科学的证据证明，幽门螺旋杆菌在一个没有胃萎缩、胃炎等胃部疾病的人的胃里一定会疯长。但是，感染了幽门螺旋杆菌不治疗的话，幽门螺旋杆菌不会随着生活方式转变——比如对它加以注意，吃东西也比较小心了——就自动消失。除非感冒了，用点消炎药，可能顺带把它杀掉。

不过，并非所有感染幽门螺旋杆菌的病人都需要治疗。如果感染后，造成菌伤、糜烂、萎缩、溃疡，说明这种细菌有致命性、损伤性，就要考虑把它杀掉。但如果感染幽门螺旋杆菌并呈阳性，但没什么不舒服，做胃镜也没什么问题，那么可能这种细菌并没有致命性，就可以不管它。这种情况下，如果一定要把它杀死在萌芽中，反而有两点不好：第一，杀这种细菌至少得三种药，而且这些药都有一定副作用，用的剂量和常规剂量相比也是翻倍的；第二，感染了这种细菌，在没有去查是否得胃癌或者其他胃部疾病的情况下杀掉它，反而会延误对胃癌或其他胃部疾病的诊断。

对于幽门螺旋杆菌感染，哪些病人需要杀菌，消化界有一种共识：

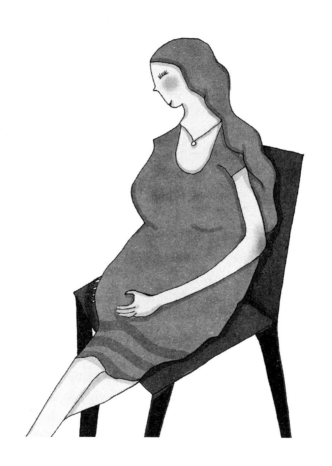

有消化性溃疡（胃溃疡、十二指肠球部溃疡）的病人；有胃酸性胃炎，或者通过胃镜看到胃里又是糜烂又是出血点的病人；病理上有肠化生，或者有萎缩的病人；过去有胃癌，幽门螺旋杆菌又呈阳性的病人；有家族胃癌病史的病人——要特别注意，他得胃癌的概率要比别人高得多；患有胃黏膜相关性淋巴瘤的病人；个别患功能性消化不良，治疗效果又不好的病人。这些病人，要求一定要杀菌。

幽门螺旋杆菌最主要是通过粪口传染，吃饭、接触东西时也易被传染。中国人的饮食习惯是不分餐，菜放在一个盘子里，这是容易被传染的。即便一起吃火锅，经过高温，可能会把细菌杀掉，也最好还是分餐吃。

当然，对幽门螺旋杆菌也不要过于恐惧。感染后，最好去请教大夫，在大夫的建议下，看要不要用药。没必要用药时，要避免用药。假如感染后都用抗生素消炎，一方面会造成抗生素的极大浪费，另一方面也会造成耐药，等将来真有严重病情时再用抗生素，效果就不好了。

专家暖心提示

尚占明（首都医科大学附属北京朝阳医院主任医师）：在幽门螺旋杆菌呈阳性的情况下，既有萎缩性胃炎又有胃溃疡，患癌症的概率才会高；如果只有幽门螺旋杆菌感染，但是没有其他胃病，像胃炎、胃溃疡，这时就不用担心一定会得胃癌。它们两个不是等号关系。所以不用谈幽门螺旋杆菌就色变。

真菌大起底

说到健康，很多人有一些难言之隐。譬如，遇到了心仪的男孩子女孩子，但是不敢进一步发展。倒不是因为害羞，而是因为自己有脚气、妇科炎症等病症，担心等真相大白那天，鸡飞蛋打一场空。其实，这些病症多跟真菌有关系，应该去看皮肤科医生。

但细菌跟真菌不是一回事。微生物有细菌、真菌和病毒三大类。皮肤病多是由真菌引起的。

真菌在自然界中分布非常广泛。现在，从医学上来讲，它大概分三大类。一类是大型的真菌，譬如蕈类。蕈类，用肉眼能看到。用来涮火锅的香菇、木耳，以及一些中药材，如灵芝，都是蕈类。一类是酵母菌。现在做馒头、面包、红酒，可能都有酵母菌参与。再一类就是霉菌。

每一种真菌里面，都有好的菌，也有坏的菌。比如霉菌既有可吃的，也有可能导致脚气的。有的人误以为吃多了含菌类的东西，就会得脚气。实际上，这两者之间没有必然联系。脚气是由于皮肤癣菌特别有亲角质性，专门侵犯含有角蛋白的皮肤而致。

尽管如此，大部分真菌，对人体还是有益的。目前，关于真菌的总种数，据报道多的有二十五万种的，少的也有五万种。但实际上，导致人类致病的只有二百多种。而且，还有很多药品来自真菌。

有的酵母菌就是让人致病的菌。酵母菌是个大概念，下面分很多种，这些菌有的对人有益，可以用来做馒头、面包等，有的则容易致病。比如，有的人总是有很多头皮屑。头皮屑的致病菌叫马拉色菌，理论上讲，它就是一个酵母菌。酵母菌下面还有一类叫念珠菌属。它容易引起念珠菌外阴阴道炎，简称 VVC。这种病在女性中非常常见。

大型的菌类，看起来是吃的东西，但如果有毒，可能会让我们病倒。真菌的致病性分三方面：一是过敏。真菌可以导致过敏，如过敏性鼻炎、过敏性哮喘、荨麻疹，多跟霉菌有关系。二是中毒。如果不了解蘑菇性状，采到蘑菇就吃，那么，吃到毒蘑菇的话，就会中毒，甚至死亡。三是一些真菌跟癌症有一定关系。有些真菌会分泌一些毒素，长期吃一些霉变的东西，容易致癌。比如长期吃含黄曲霉毒素的食物，就容易得肝癌。

真菌的生存能力和繁殖能力都特别强大。尤其是担子菌，几乎无处不在，而且个别的还会致病。曾有人养蘑菇，不慎吸入菌以后，竟在气道里面长出了小蘑菇，也就是担子菌。

真菌是生活当中无处不在的一个东西，我们要更多地去了解它。

专家暖心提示

王爱平（北京大学第一医院皮肤性病科主任医师）：如果你不了解蘑菇的性状，那么，一定不要随便去山里或林子里挖野蘑菇吃。

习惯：多学两招利安康

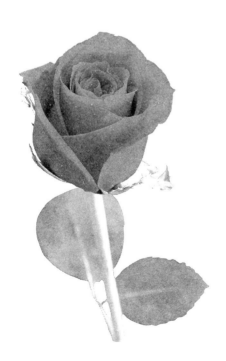

天啊，熬夜会爆肝

熬夜伤肝，中医上确实有这个说法。

晚上 11 点到凌晨 2 点是肝脏功能正常代谢的时间。如果在这个时段不能正常休息，肝脏的排毒、代谢、消化功能就会受到影响。因肝开窍于目，所以熬夜最主要的表现是眼睛干涩、视物模糊、眼睛布满血丝等。而又因肝主疏泄，可调节和影响情绪，所以如果熬夜，肝脏的供血受到影响，一部分人就容易发怒、发脾气或者抑郁、焦虑。

熬夜没有固定概念，根据每个人的习惯而定。熬夜常见的有两种情况：一是把自己的生物钟打乱了，二是睡的时间不够。比如，根据一个人的睡觉习惯，平时晚上 10 点钟就要休息，但是这段时间，他晚上 10 点钟没有休息，又错几个小时以后才休息，这就叫熬夜。再或者，一个人在某一天的睡眠没有达到 7 到 9 小时，也属于熬夜，因为正常人的睡眠要 7 到 9 小时。

要想弥补这两种情况的熬夜给肝带来的损伤，最简单的方法就是补觉。补觉时间根据每个人的职业情况而定，像上班族在中午 12 点到下午 1 点这段时间，能休息半到一小时，只要觉得体力恢复就可以了。

但补觉需要第二天必须有足够的休息时间。而很多年轻人晚上睡得晚，并不仅仅因为加班，还可能因为出去玩或朋友聚会，这样第二天老板肯定不可能给时间让你补觉。

除了补觉之外，还有一些方法可弥补熬夜对肝造成的损伤。对年轻人——特别是年轻女性来讲，最简单的办法是服一些中药，比如当归。当归养血补肝，可以买一些当归粉，熬夜后，用一到三克当归粉泡水喝。如果口感不太好，还可向里面加一些蜂蜜之类的东西，使口感变好点儿。

如果嫌去药店买当归麻烦，也可以喝一种养肝明目的茶——菊花枸杞茶。这种茶，无论男女老少，都可以喝，由白菊花、黄菊花和枸杞配制而成。对上班族来说，没事儿去超市买小零食的时候，就能顺便把素材买了。白菊花的明目效果好，黄菊花倾向于清热解毒，枸杞可养肝明目。对熬夜伤肝的人来说，把菊花和枸杞配在一起喝，非常好。配制时，以白菊花为主——主要是明目，黄菊花可以少放一点，枸杞子再少一点。因为枸杞子补肝阴，如果量太大，泡得太多，虽然口感甜一些，但是喝完之后会有腻的感觉。

但是，这种茶不是说熬一次夜后，喝一点就会有比较好的效果。喝茶跟熬夜恢复体力是两个概念。恢复体力主要靠补觉，而喝茶虽有明目养肝作用，却是一个比较慢的过程，喝两天绝对不会有非常明显的效果，要长期喝。比如一个人一个月都在熬夜或者睡觉不规律，那这段时间，他一直都可以喝。平时如果没有熬夜的人，眼睛不好，也可以经常喝。

除此之外，还可以做一下对肝比较好的简易运动——简化版"嘘"字功。气功里面有一个六字诀气功，通过六个字来训练，保护身体的内脏。保护肝脏的叫"嘘"字功，可以坐着练。坐着练时，也叫左顾右盼。先左侧：两手抱住胸部，左手在外，右手在内，身体向左侧旋转。同时，从左侧慢慢吸气。吸到最大程度后，身体开始转回，并于呼吸间发出一个"嘘"的声音。右侧也一样，不过是双手抱胸，从右侧吸气，在身体转回时发"嘘"声而已。

专家暖心提示

王显（北京中医药大学东直门医院心血管病中心主任）：有些人熬夜后，直接买当归成品来吃，如浓缩的当归丸。要知道当归丸是一种中成药，女性月经不调的话可服用，若对正常人来讲，则没必要使用效果如此好的药。而且，当归丸里面还添加有很多其他材料，若随便吃，可能不对症，从而引起一些不必要的问题。

熬出来的肠胃危机

对于熬夜，我们既爱又恨，爱是因为可以狂欢，恨是因为必须加班。但是狂欢也好，加班也罢，熬夜带来的伤害是差不多的。

熬夜带来的最大麻烦，是让人变胖。这不是一种错觉，而是事实。美国做了很多研究，把一些大学生分成三组，一组正常休息，一组熬夜，熬夜里面又分两组——熬时间短的和熬时间长的。结果发现，熬夜时间长的这组大学生，不管男孩还是女孩，最后体重都明显增加。

身边的朋友和同事，越是年轻，越是熬夜。因熬夜而增加体重，这是司空见惯的事儿。之所以会体重增加，无非是因为熬夜时，人容易吃零食或消夜。本来，半夜 12 点或凌晨 1 点，人如果睡着了，肯定就不饿；可如果醒着，就总是要饿、要吃点东西，不然胃就特别不舒服。

而在熬夜时，如果吃太饱，刺激胃黏膜，就会引起一些胃病。反之，不吃东西，对胃黏膜也会形成一种伤害。这是因为在空腹状态下，饿的时候不吃东西，胃有排空感之后，会刺激胃黏膜和分泌一些胃酸，而在正常睡觉的情况下，胃酸是不应当分泌出来的。

尽管吃饱了伤胃，不吃也伤胃，在无法避免熬夜的时候，如果有饥饿感，还是应该吃一些东西的，这样能够减轻胃酸对胃黏膜的刺激。

若可能，尽量不要熬夜，如果必须熬夜，起码也要做一个聪明的熬夜人。现在，多数年轻人在熬夜时吃的东西，以油炸食品和零食为主。这就更容易增加身体的热量，使得体重增加。建议大家在熬夜时，吃一些既有功效又不至于使人发胖的饮食。

比较适合的有一道菜——鲫鱼炖粉皮。要是没有鲫鱼，一般的鱼也可以。因为鱼不仅对胃有好处，对心脏和其他器官也有好处。另外，从中医上来讲，粉皮能够增加气血，所以鲫鱼炖粉皮就会有益气养血的作用。这是一个用了很长时间的药膳，很多饭店有这道菜。

但是鲫鱼炖粉皮做起来复杂了点儿，最简单直接的是吃一些水果。像苹果、香蕉。苹果，特别是红苹果里面含有很多抗氧化成分，除了便于消化道吸收，对心血管也有好处。香蕉里面含两种很重要的成分：钾和镁。它们是身体很需要的，虽没有治疗作用，但是长期吃，可以预防一些病的发生。尤其在熬夜时，吃这些水果特别合适，能避免人们胡吃海塞一些垃圾食品，使本来因熬夜就衰弱的肠胃雪上加霜。

对于喜欢喝牛奶而且身体也能够接受它的人来说，熬夜时，喝牛奶也是一个特别好的选择。一是比较方便，二是牛奶里面含有大量蛋白质——这是人在饥饿时身体大量需要的，三是牛奶含钙也比较高。这种既有优质蛋白又有钙的食物，对绝大多数人而言，是消夜的第一选择。但有少数人对牛奶不太耐受。尤其在熬夜时，胃不舒服，可能喝了牛奶，更会引起胃胀、腹胀。

除此之外，还有一些穴位对缓解胃痛效果明显。人体表面存在的穴位，能够关照到内里的任何一个器官。对于胃肠器官来说，有两个穴位比较容易够到，一个叫足三里，一个叫胃脘。足三里在外膝眼下四横指胫骨旁边。胃痛时，可以自己用手指按摩此穴位至发热，从而起到作用。还可以用艾条艾灸，拿一根艾条，点燃了直接用就行。胃脘在心窝和肚脐中间。这个穴位可以去按，也可以艾灸。

专家暖心提示

　　王显（北京中医药大学东直门医院心血管病中心主任）：每个人对牛奶的反应不一样。有些人对牛奶反应比较强烈，不要说晚上喝，白天喝也不行，喝完之后，胃就会不舒服。所以说一般人晚上可以喝牛奶，但是对于平时不能喝牛奶的人，晚上最好不要喝。

频频熬夜引发猝死

熬夜除了伤胃、伤肝，还伤心！

熬夜伤心，包括两层含义：一、指直接对心脏的伤害。比如心脏本身就有些问题，再长时间熬夜不休息，就会诱发突发性心肌梗死甚至猝死；二、我们常说的"熬夜劳神""熬夜伤神"，实际上，这个"神"也是指的心。

　　预防疾病时，熬夜一族要注意对心脏特别关照。因为心脏病发病非常急，常常猝不及防。正常情况下，凌晨 4 点到 6 点，是心脏病、脑血管病、中风病容易发作的阶段，也恰恰是心脏猝死高发的阶段。而且，现在，心脏病发病越来越年轻化。很多年轻人，除了熬夜就是抽烟，有时候在娱乐场合还喝酒，这些实际上对心脏的伤害非常大。有个病人 25 岁就得心肌梗死了。他就是生活不规律，晚上熬夜，不正常作息，同时又大量抽烟导致的。

　　心脏病分很多种，受熬夜影响最大的一种心脏病是冠心病。有的人熬着熬着夜，突然就没了。这里面 80% 的病因，就是冠心病。对熬夜一族来说，如果家里面有冠心病遗传背景，比如上一代或者兄弟姐妹都有冠心病，或者检查身体时发现一些冠心病指征，那么一定要注意，不能过度熬夜。正常、有规律的作息，是保证冠心病患者安全的一个很重要的措施。

　　有些人熬夜时喜欢喝咖啡和红牛来提神。咖啡和红牛虽能提神，里面却都有一些兴奋性物质。比如红牛里面有咖啡因，喝完后会心跳加快，引起交感神经兴奋，并增加心肌缺血。所以，若熬夜，再喝一些红牛只能使交感神经更加兴奋，心肌耗氧增加，从而更容易诱发冠心病甚至猝死的发生。

　　要想改善熬夜伤心这种情况，可以吃点莲子和大杏仁。莲子对心脏比较好，中医讲莲子可以清心火。它一般被用来做粥，做粥时还可放入一些百合，这样可起到清心润肺的作用。莲子八宝粥或者专门卖莲子粥的快餐也可以吃。

　　杏仁对心脏也有一定好处，治疗心脏病经常用到杏仁。但杏仁要少量地吃，适可而止。因为杏仁里面有一种东西叫氰化物，吃多了可能会引起氰化物中毒。当然作为食疗来讲，吃点杏仁是不至于引起氰化物中毒的。

从预防心脏病的角度来讲，深海鱼也比较适合吃，比如沙丁鱼。沙丁鱼比较贵，但营养价值高。它是补心的，里面含有不饱和脂肪酸，可以预防动脉硬化。深海鱼油，就是从深海鱼里提炼出来的不饱和脂肪酸。

除此之外，还可通过按摩一些穴位来弥补熬夜对心脏的伤害。保护心脏的穴位，叫内关穴。位置非常好找，就在腕横纹下面两个横指处，掌长肌腱与桡侧腕屈肌腱中间。中医定此穴位的方法叫同身测，就是用自己的手指来测。找它一定要用自己的手指来定。

内关穴非常重要。心绞痛发作时，可以按它。按的时候，能够感受到脉搏跳动，因为它两边是动脉。如果心绞痛很严重，还可以用针灸的针刺它。另外，按内关穴，对胃痛、呕吐也有一定作用。

熬夜时，总有那么几分钟要停下来。这时，尽量不要抽烟、喝咖啡、喝一些提神的功能性饮料。可以闭目养神，找穴位按一按。平时经常按内关穴，对心脏有一定保护作用。

专家暖心提示

王显（北京中医药大学东直门医院心血管病中心主任）：熬夜伤胃、伤肝，比较容易被察觉，因为有一些具体感觉，如脾气暴躁或者胃疼，这样能及时预防。但熬夜伤心就特别危险了，因为在潜伏期几乎感受不到，而一旦暴发，就经常会让人措手不及。

185

熊猫眼竟是伤肾信号

对爱美的女孩儿来说，熬夜最大的麻烦是，第二天要挂两个黑眼圈。

人熬夜时间一长，眼睛就红红的，有时眼周边还黑黑的。这就是黑眼圈问题。看到黑眼圈时，就要考虑可能伤到肾了。因为从中医经络角度来讲，肾的经络正好分布在眼圈，也就是眼睛周围的皮肤正好是肾走经的部位。所以，一伤肾，眼圈就会发黑。

除黑眼圈之外，生活中还有一些伤肾信号，比如浮肿。症状轻的浮肿，是眼睛浮肿。有些人睡一夜，眼睛就浮肿了。还有水肿，水肿是肾脏受损伤最明显的一个标志。这能通过一些生活细节感受到，比如原来戴的戒指突然取不下来，或者穿鞋子觉得比较紧了，再或者按一下脚或腿，按一个窝儿起不来。还有一种严重水肿，就是没有任何感觉，但称体重，会发现三天之内，体重增加了两公斤以上。

另外，长期熬夜，对肾慢慢伤害，积累到一定程度，也会对小便产生明显影响。因此，关注小便也能提示肾脏受到的一些损伤。从小便的量来讲，肾受到损伤之后，小便有两种表现：一是量多，中医描述叫小便清长；二是量少，一些原本肾功能不太好的人，再长期熬夜，小便量就会逐渐减少。从小便的颜色来讲，如果上火了，小便多是黄的；如果小便是白的，往往不是上火，而是肾阳虚的一种表现。

如果肾不好，又没有严重到需要治疗或者去医院的程度，这时就可以通过食疗或者熬夜时给自己加餐，稍微缓解一下熬夜给肾带来的危害。食疗中最容易关注到的是黑色食物。黑色食物多数情况下是补肾的，如黑色大米、黑豆。对于熬夜或者没有熬夜但是有肾损伤、肾虚的人来说，多吃一些黑色食物是非常好的。

栗子补肾的作用是公认的。从熬夜一族预防疾病的角度来讲，多吃栗子可以减少对肾的伤害。至于吃熟栗还是生栗，要看具体吃法。如果做粥，用生栗比较好，把它掰开洗净，放在锅里和粥一起煮。但是，糖栗要慎吃。所谓糖栗，不是炒的时候里面放糖，而是栗子本身含糖量比较高，吃生的就有点甜味。如果是糖尿病患者，血糖比较高，吃糖栗不一定好。而且如果怕胖，吃糖分太高的，也不好。

有些茶对补肾也有效果。比较实用、方便的原材料是枸杞子。全国很多地方产枸杞子。最有治疗作用的是宁夏的枸杞子。最正宗、最有治疗作用的枸杞子应该去药房买。除了枸杞子，还有熟地。熟地是由生地加工炮制而成的，和枸杞子放在一块儿泡水喝，对补肝、肾非常好。

熬夜累了的时候，给自己弄点养生茶饮，吃点板栗，能把黑眼圈的程度降低。除此之外，还可以经常揉一揉或者搓一搓腰区，那儿有一些跟肾对应的穴位。比如，坐时间长了，可以站一站，走一走，边走边揉，感觉到舒服就有效果了。

专家暖心提示

王显（北京中医药大学东直门医院心血管病中心主任）：经常说补肾，男性补肾，大家已经比较习惯，实际上，女性更需要补肾。

过劳死你到哪个级别

人真的会被累死吗？

新闻中，经常见到有些人因为各种各样的原因发生猝死。白领也好，金领也好，年纪轻轻，事业有成，但是加着加着班，突然就死了。这些人既不从事体力工作，平时又没有太多体力上的压力，发生猝死，就不得不说到医学上经常用的一个词——"交感风暴"。

如果一个人工作压力过大，长时间交感神经兴奋，最后就会导致交感风暴。交感风暴最直接的后果是，心跳突然间上升，可能到一百八、两百；血压从正常血压一下到一百多、两百。这样，猝死就离他不远了。

发生交感风暴的人群，主要集中在一些压力大的职业，比如媒体工作者、IT职业、会计师、高级审计员、大夫等。但其实，职业并不重要。在任何职业中，如果不能处理好工作压力和自身调节的关系，就都会发生猝死。

容易发生猝死的人群有几个特点，总结起来就是，工作时间过长；自身压力过大；对自己要求过高，自己的能力又达不到这个要求。举个例子，做网店店主，被要求高度紧张、高度专注，而且二十四小时都有各种顾客要联系。另外，他又希望销量进一步上升，但是商品没有那么大吸引力，这就出现了落差。再比如大夫，除上班时间以外，晚上还要值夜班，在家休息还不能关手机。

过多的压力、疲劳往往会带来意想不到的后果，但是没有压力就没有动力。因此，要掌握好给自己施加压力的度。

实际上，一个人从疲劳走向猝死，有五个阶段，可以形象地理解为猝死"五部曲"。第一阶段是打不起精神。如果对做任何事情都没那么感兴趣，就要警惕，可能已经走入第一阶段了。这时候，最简单的是放松自己。其次是深呼吸，比如做五到十分钟有效的腹式呼吸，同时配以一些体能训练，扩扩胸、直直背。这样，就会缓解很多。

第二阶段是感到昏昏沉沉。如果到了昏昏沉沉这个阶段，往往就需要更长时间的运动休息——可能十到二十分钟。

第三阶段是筋疲力尽。筋疲力尽就是有了正常的休息之后，依然觉得很累。比如昨天休息了八小时，今天还觉得累。俗话说就是，"老是歇不过来"。这种感觉不是所有人都会感觉到，它往往是第一阶段、第二阶段没有得到及时休整的结果。到筋疲力尽时，最重要的是要充分休息。睡八小时并不多，必要的时候睡上十小时，一两天把觉补回来，就可能有很好的效果。

如果八小时没有，六小时、五小时也没有，人像海绵一样挤下去，挤到最后，就到第四阶段——开始生病了。发烧、感冒可能比别人多一点。更多的是一些注意不到的小病，比如饮食很均衡的情况下，突然开始口腔溃疡了等。这时因为已经有疾病表现了，往往需要七到十天的休息，才能缓解。

再往下，如果还得不到缓解或者继续给自己增加不适当的压力，心脏首先就受不了。这时候，心脏超负荷往往给我们提一个很大的醒。这就到第五阶段了。

心脏超负荷不是说背一个东西走多远这种感觉，而往往是心脏有时跳得快，有时跳得慢，有时跳着跳着突然咯噔停一下，等等。再就是不适当地有心慌的感觉，比如并没有太激动的事，但是就像中了五百万一

189

样，莫名心慌。另外，心脏超负荷是整个心血管系统的问题，我们的血压可能也会出问题。原来好好的血压，现在可能经常到一百四以上；原来睡眠挺好的，也会反映出失眠，等等。

上面这些，多是一种感受性的东西，可能不太被注意。生活中还有一些能直观看到的信息可以被捕捉到。比如，将军肚很早出现；脱发、早秃；有些人好好的，记忆力突然减退，以及情绪上发生一些变化。还有一种是睡眠不足，它是原因，也是结果和表现。最后，出现了莫名其妙的头疼、耳鸣等症状，去医院多次也找不到原因。

过劳死基本上覆盖了所有有目标、有追求并且为这个目标而努力的人，因此要有足够的警醒。重视它，就会有很多改善的机会。

专家暖心提示

周志明（北京安贞医院心内科副主任医师）：对于心脏超负荷，很多人是有感受的。比如最近工作压力比较大，或者工作比较忙，或者睡眠时间不规律，可能坐在那里，什么也没做的情况下，就突然之间有一阵莫名的心跳加速，然后过一段时间，又会稍微缓解，这其实是病的一种信号。

运动猝死你防备了吗

在大型比赛中，不时会看到有些运动员突然之间就倒下了。美国在

1985 到 1995 年做过这方面的研究，十年间，统计了 158 名因为运动而猝死的运动员，发现他们当中知道自己有心脏病的只有一人。也就是说绝大多数运动员虽然在体坛上拼搏，但是并不知道他们的身体或多或少是有隐患的。那么，对普通人来说，知道自己身体存在隐患的就更少了。

运动猝死现象集中发生在短跑、跳高、中长跑等运动项目里。这些项目有两个特点：一是爆发力强，短时间内有一个爆发，譬如短跑、跳高等；二是需要持续耐力，如中长跑，这对身体的考验也非常大。就像汽车拉力赛，要连续多少天、多少个赛程地去跑，对机器的要求非常高，人体也一样，它就是一个精密的机器。在长时间跑的过程中，除了体力上的消耗以外，更多的还有一些心理上的问题。比如，选手会想今年要创造什么样的纪录、后面的人跟了多远等。所以在交感神经性的基础上，还加上了紧张。同时随着体力消耗，选手体内的环境也在逐渐恶化，比如失去了更多水、排出了更多钠、钾离子，而且短时间内得不到体力补充。这就导致心理和生理上的双重透支，往往就会出现风险，特别是当选手有潜在健康问题时，这种风险就更大。

因此，对于一些特殊职业者，比如运动员，可以做一下专业测试。在运动过程中，除了对关节肌肉进行考评以外，更多是对测试者的心脏功能有一个客观评价。有个案例：有一年，一个才二十一岁的女大学生参加铁人三项比赛。她跑完长跑进行下一项比赛时，出现了状况。这个运动员之前一直是健康的，并没有一些其他潜在因素。究其原因，可能是在第一项比赛时，她就运动透支，在做第二项运动时，在透支的基础上又出现了一个应激，也就是说身体已经有不适，她还继续去参赛。

现在，极限运动已不是运动员的专利了，普通人也会去做点极限运动，比如蹦极，或者到普通游乐场，玩激流勇进。这些都很常见。建议这些敢于挑战自我、勇于面对竞争的人，在做极限运动之前都做一些检查。

首先，可以去心脏科做一个心脏超声检查。心脏超声可以判断人的心脏结构有没有问题，判断心脏这个机器本身少不少什么零件、哪些零件松了，然后及时修理一下。

其次，可以去医院模拟一下这种极限运动的情况。医院并不能模拟极限运动的场景，但是可以模拟人在这种极限运动下心脏的状态——采用运动平板让模拟者跑。运动平板分几个级别，其中有一项就是极限。这种极限是通过科学的计算方法，算出这个年龄段的人能够耐受的最大生理限度。如果有幸通过了这个验证就没事。蹦极也好，激流勇进也好，就都可以随意尝试。如果不能通过这个验证，做着做着实验就出事了，也不用担心，因为大夫就在边上，抢救会非常及时。

专家暖心提示

周志明（北京安贞医院心内科副主任医师）：一般人玩蹦极、激流勇进等极限项目，如果仅仅是做完之后有这样那样不好的感觉，那么问题不大。怕就怕在做的过程中，突然因为自身潜在的健康问题出了事。

"不作就不会死"的心脏病

身体上的小毛病跟心脏病之间，有什么样的关联？哪些病可能导致心脏病？

　　说到减肥，大多数人，特别是女生，会觉得无非是节节食、多运动或者吃点药。单纯节食和运动，往往对心脏是有好处的。但是，吃药就要看吃哪些药了。一个二十多岁的女性，产后六个月通过减肥，达到了苗条标准。但同时，心脏也出现了问题。她以前并没有过心脏病，之所以会如此，是因为她在外面买了一些没有批文的减肥药。

　　减肥药真正伤害的是心脏。原理是这样的：人若想不运动，就轻轻松松减肥，则需要消耗更多热量，这可以通过人体内现成的途径——甲状腺激素做到。减肥药当中，特别是不正规的减肥药当中，就可能添加了外援性的甲状腺素。这种药吃下去以后，除了最直观的体重降低以外，还可能伴随心慌、出汗、厌食等症状。因此，长期不正确地摄入这些外援性的激素，心脏就真的很危险了。

　　如果贫血没有及时治疗，往往也会导致心脏病发生。这是因为贫血之后，单位容积血液中的红细胞少了，携氧量也就少了，因此不得不增加心率和每搏输出量，这就给人体的心脏增加了很大负担。

　　生活中，很多人喝酒。特别是世界杯期间，心仪的队小胜一场，甚至最终夺冠，喝酒是少不了的。通常认为喝酒伤肝，却从没想到喝酒跟心脏也有关系。如果长期大量地喝酒，那么离心脏病就不远了。有一个人总喝酒，五年来基本上顿顿没少过酒。结果，他年龄不大，心脏却大了。做完超声以后，他的心脏体积是正常人的一倍半。

　　感冒、脚气病以及颈椎病，也和心脏病密切相关。

　　至于感冒，说一个很严重的病例。一个高三的女学生，因为高考压力大，感冒之后也不休息，依然坚持学习。发病两周后，有一次在课堂上就晕倒了。当地医院确诊其为重症心肌炎，后转送其他医院，第二天她就去世了。这个女生在去世两周前，不过有些感冒、腹泻，加上身体过于透支而已。

由脚气病影响到心脏，在临床上很罕见。有一个病人，按脚气病收进心脏病房，周围的病人就不理解，问："这不是心脏病房吗？怎么还收一个有脚气的人过来了呢？"实际上，这个脚气病和通常意义上的脚气病不一样。这个脚气病是一个特殊的病，是因为体内缺乏一种维生素所导致的。当人体缺乏这种维生素时，人的心脏就会像气球一样慢慢变大，最终可能出现心力衰竭。

颈椎病也会引起心脏问题。一个女研究生刚到一个新单位，压力非常大，每天有做不完的活，或者自己想加班，干不完的活也要干。结果，入职才三个月，就出现胸闷心慌、肩疼手麻的症状。后来去拍颈椎片，骨科大夫发现她的颈椎已经压迫到颈部神经节了，需进行治疗。

专家暖心提示

周志明（北京安贞医院心内科副主任医师）：如果怀疑自己有心肌炎，而且到医院及时看了，那么最好的治疗方法其实不是药物，而是休息，休息比什么都重要。

194

年轻人的真假高血压

高血压是被人们提到的高频词汇。办公室里的人，动不动就说自己血压高。其中固然有倚老卖老之人，但也不乏年轻人。那么，对年轻人来说，高血压是怎么一回事？

正常人的高压在一百四十毫米汞柱以下，才是健康的——不分大人孩子，标准都一样。一个九岁的小女孩，到医院量血压，高压到了一百八十毫米汞柱，低压就有一百一十毫米汞柱，明显的血压高。这个小女孩的高血压是由先天性肾动脉狭窄导致的。这就涉及一个概念，叫继发性的高血压。"继发性"从字面上理解，就是它有一个真正的原因在那，而由这个原因又导致了高血压，也就是有明确病因的高血压。后来，通过手术治疗，把狭窄的肾动脉替换掉之后，这个小女孩的血压不用药，也恢复正常了。

现在，很多年轻人处于伪高血压的状态。有一个小伙子，单位准备外派他到伊拉克，薪酬非常高。但是，他查了三次血压，三次都高。后来换了其他门诊量血压，的确血压高，高压到了一百六十毫米汞柱。但是医生发现，这小伙子心率相对较快，正常的人每分钟也就六七十次，他到了九十多次。医生就怀疑他紧张，让他买个血压计回家量。结果，过了三天，在家量了三次，有两次不高，一次高。然后，就给他背一个动态血压计——动态血压放在医院，但是把机器带回去，二十四小时监测。回来一看，真相大白：二十四小时，血压只有一次高。那就是到医院时高，平时在家都不高。他就是典型的因为到医院引起的一个"白大褂"高血压。大多数人不知道在医院的血压可能比平时高很多，而往往被迫或主动去吃抗高血压的药物。

其实年轻人群当中，得高血压的比例并不太大，可能到不了千分之一。但一旦真的得上高血压，要怎么办呢？对于这类人群，要求首先找出发病的原因，比如这段时间有没有抽烟喝酒过度、有没有吃了不合适的东西、有没有好几个月都没锻炼、压力大不大。把这几个问题都去除掉，在医学上，这叫改善生活方式。生活方式改善之后，高压有可能就不成问题了。

排查原因时，最大、最密切的的关系户是抽烟人群。抽烟不只对肺不好，对血压也不好。烟进入体内，是通过肺损害身体的，但它里面的尼古丁也好，烟碱也好，最终损坏的是人体血管的内皮细胞。而血管内皮细胞损坏之后，血管就硬化了，就是常说的动脉硬化。紧接着，血压就会上去。

接着看吃。现在很流行吃货，但关键要看吃什么东西。如果摄入的东西热量过高，油脂过高，那么不单是体重增加，同时会引起周围血管的堵塞。动脉硬化也好，冠心病也好，很多就和吃的东西相关。

再接着看宅。在家休息是可以的，但如果宅得太厉害，那么即便吃的东西再简单——像减肥的人吃得少，不运动——也会出事。另外，待在家里，人没有运动习惯，可以说心理也不是积极向上的，这样消耗会更少。即使这两样都没有，宅在家里也会逐渐变胖，血压逐渐升高。

最后看精英。精英往往高大上，血压也低不了。很多精英去医院看病，别的没事，血压首先升上来了。精英的问题在于，他们竞争性过强、要求太高、压力太大。血压和压力是相关的。一个人有压力时，血压往往也会上去。当然，有时候血压高，并不是坏事。压力大、动力大、效率高，或者说这个人在创业高峰期，一段时间内他处于一种亢奋状态，血压也会升高。但时间长了之后，就真的患上高血压了。

如果一个人是原发性的高血压，也就是说找不出来原因，那么他胡吃海塞、抽烟酗酒等，可能要经过二十多年，等他步入中老年时才出事。如果他有家族遗传性高血压，父母、爷爷奶奶那一辈有问题，那可能要不了多少年他就提前进入真正高血压的行列了。

专家暖心提示

周志明（北京安贞医院心内科副主任医师）：一旦血压高了，并不主张马上用药，因为很多年轻人的血压高只是暂时性

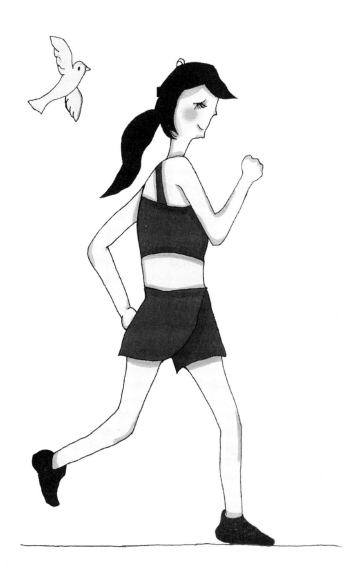

的，有可能是这段时间休息不好、有烦心事，或者就像世界杯期间看球赛太激动导致的。

小心酒病伤身

喝酒容易让人失态。一些人醉酒之后，走光或者躺到冰箱上……总之，丑态百出。

通常情况下，人喝酒之后，会有几种状态：先是兴奋，酒后吐真言。平时不敢说的话，喝酒以后都说出来了。然后是酩酊大醉、烂醉如泥，最后甚至昏迷。

有一句老话叫"酒肉穿肠过"，很多人因此有恃无恐地喝酒，认为喝完之后，酒顺着体液，就被排出去了。民间也有一种说法，说喝酒之后多喝水，随着上洗手间，酒就被排出去了。其实，并不是这样的。喝酒以后，酒主要靠肝脏解毒，再到血里和周围去；通过尿液和呼吸道排出的酒均只占 5%。而酒要依次经过口腔、食道、胃、小肠，喝多了以后，容易导致口腔溃疡、食道炎、胃炎、胃溃疡、十二指肠溃疡等。差不多只要酒经过的地方，都会给身体留下伤害。

喝酒的人，尤其是喝啤酒的人，容易有将军肚。这是因为喝酒以后，脂肪酸氧化下降，脂肪增加，人就容易患脂肪肝。一般来说，如果一个人每天摄入超过 300 克的酒精，连续摄入七天，他就容易有脂肪肝了。

有些人喝酒脸红，这些人实际上不能喝酒。喝酒脸红，说明体内乙醇脱氢酶比乙醛脱氢酶少，身体里面乙醛多了以后，会使血管扩张，脸上通红，有时甚至身上也通红，这是先天的，这种人绝对不能喝酒。

　　喝酒引起的疾病有很多种，比如胃炎、胃溃疡。曾经有个小伙子，喝了一斤二锅头，胃疼得厉害，住院做胃镜，发现胃里面广泛充血、溃疡，然后出血，所以他的大便是黑的。另外一种是肝脏中毒。90% 的酒要靠肝脏解毒，所以酒伤肝。这种伤害是一个缓慢的过程：喝酒先是导致酒精性脂肪肝，因脂肪代谢不出去，再导致酒精性肝炎，然后慢慢变成酒精性肝硬化，再慢慢变成肝腹水，进一步发展就成肝癌了。如果在这个过程当中酒被戒掉了，还有回旋余地。脂肪肝患者戒酒四个礼拜，一般就能恢复正常。可惜的是，很多喝酒的人戒不了。

　　喝酒怡情，一点问题都没有。但是，千万别喝得太多给身体带来负担，甚至危及生命。成年人最基本的一个标准就是，对自己的行为负责。

专家暖心提示

　　李军祥（北京中医药大学东方医院消化内科主任医师）：醉酒后，昏迷不醒不是一种病，而是呼吸、心脏都被抑制住了，这会有生命危险。

千杯不醉不是梦

劝酒时，最常听到一句话："酒逢知己千杯少！"听起来很有豪情，但是要把"千杯"酒喝下肚，谈何容易？

通常在喝酒时，如果桌子上摆了很多酒，有些人为了充大，表示自己很能喝，会采取一口闷的方式——倒一杯，全干，桌上的人一下被震慑住了。也有的人嚷嚷："感情深，一口闷！"但是，一般不主张一口闷，因为酒喝得太快，容易酒精中毒。

这不是开玩笑的。曾经有人在同学聚会和朋友聚会时，周围的人不停劝酒，结果喝死了。有一个人跟两个人斗酒，在半小时内喝了一瓶酒，一下子就昏迷不醒了。这种现象是真实存在的。

每个人在喝酒这件事情上，都梦想自己能千杯不醉，这样即使不主动攻击别人，也起码可以防御别人攻击自己。那么，怎么样才能千杯不醉呢？

其实，千杯不醉有几个秘诀。

秘诀一：酒要慢点喝。不要一口闷，喝太快。酒是经过肝脏来解毒的，肝脏每小时可处理10毫升左右的酒精毒素，因此，喝酒可以按照肝脏解毒的速度来。至于每小时喝多少酒，主要看酒精含量，看度数。众所周知，喝一瓶红葡萄酒跟喝一瓶白酒的概念，是不一样的。酒精含量计算公式：酒精含量（克）= 酒的总量（毫升）× 含酒精浓度(%)× 0.8(酒精密度）。例如，300毫升46度的白酒，其酒精含量就是300乘以46%，再乘以0.8，等于110多克。

秘诀二：要选适当的酒。选用度数比较低的酒，最好不要喝高度的酒。酒里面，度数最低的要算啤酒了。白酒一般在38度到65度之间，也有70度的，而且价格比较贵。黄酒一般在16度到20度之间，一般不用来喝，而是用来做菜或做药引子。比如你有关节炎，医生开方子，往往让你加一点黄酒。葡萄酒一般在16度到48度之间。啤酒一般在3度到6度之间。有一个现象：南方的啤酒度数比北方低一点，一般是3度到4度，北方的一般是 5 度到 6 度。这跟人的体质有关系。

秘诀三：喝酒要适量，哪怕度数很低的酒，也不能过量地喝。一般的主张是，白酒不超过一两，红酒不超过二两，啤酒不超过六两。有的人喝啤酒特别恐怖，直接把瓶子打开，酒瓶子口直冲嗓子眼，一瓶一瓶喝下去，跟喝水一样。有的人一睁开眼睛就开始喝酒，喝了 108 瓶啤酒。去医院看病的时候，还拎了 5 瓶易拉罐啤酒。这些喝酒方式，都是很伤身的。

就喝酒来说，这三条标准特别适用，大家不妨调整一下自己喝酒的状态，健康饮酒。

专家暖心提示

李军祥（北京中医药大学东方医院消化内科主任医师）：喝酒太快，乙醇脱氢酶跟乙醛脱氢酶反应不过来，乙醇转化不成乙酸，代谢不了，容易导致酒精中毒。

点对菜就不会醉

之前有个调查说，春节期间，中国人喝掉的白酒量占全年的 1/4。这相当于喝掉了 35 亿元。一个春节竟喝掉 35 亿元！然而，巨大的数字背后，透支更大的是我们的健康。一些人喝酒喝到最后，把自己喝得迷迷瞪瞪、酩酊大醉、昏迷不醒，以至得了肝癌、胃癌，这些现象早已不足为怪。

如果不得不喝酒，那么至少要掌握一些技巧，稍微消减一下喝酒给健康带来的伤害。

最主要的是，不要空腹喝酒，这是常识。因为空腹喝完酒以后，胃里面就被灼伤了，就容易得胃溃疡、胃炎等。大部分人有这个常识，因此多多少少会吃点东西。

但是，喝酒前后，吃东西也很有讲究。首先，喝酒前不要空腹吃香蕉，空腹吃香蕉对人体不好。其次，酒前可以选择吃点饼干、鸡蛋，喝点牛奶、酸奶，这可以使身体对酒精的吸收变慢。一般来说，这些东西最好在酒前半小时吃——这时候吃，效果最好。

喝酒经常发生在饭桌上，这就涉及点菜。有的人很精明，知道饭桌上要喝酒，就拿菜单点一堆菜，细心的人会发现，喝酒最后倒下的就是点菜的那人。所以说，点菜也是有玄机的。点菜的时候，一般来说，建议不要点肥肉，而要多点高蛋白的东西，比如鸡肉、牛肉、瘦肉。这些高蛋白的东西吃了以后，可以减少身体对酒精的吸收。

有些人喝酒的时候，喜欢吃肥肉，觉得这样胃里面有东西垫着，就可以放开了喝酒。但实际上，并不主张喝酒的时候吃肥肉。因为吃肥肉和喝酒，都要通过肝脏解毒。喝酒太多容易导致脂肪肝，那么，吃肥肉也一样，也可以导致脂肪肝。两者加在一起的话，对肝脏的损害就更大。

点菜的时候，还要点一个老醋花生。一方面，醋可以解酒——当然，提前在家里喝点儿醋也可以。另一方面，花生是高蛋白的东西，里面有一些好的物质，可以使之跟酒精结合起来，减少身体对酒精的吸收。而且，胃酸分泌增多的话，吃一些花生，可以起到中和胃酸的作用。以前，大家喜欢把花生作为下酒小菜，觉得喝酒的时候吃两颗花生，胃里或者身体就感到舒服，可见这真的是有科学道理在里面的。

　　酒本身有一些特点，因此，喝不同的酒，也要配吃不同的东西，否则会影响酒量。在电影、电视里面，经常看到西方人喝红葡萄酒的时候吃牛排。这是比较明智的。牛排是红色的东西，吃了牛排，再喝红葡萄酒，可以使油腻感消除。因为红葡萄酒里面有一种酚类物质，可以消除油腻。另外，牛排是高蛋白的东西，红葡萄酒里面有单宁成分，可以促进牛排的消化。所以，一般来说，红葡萄酒配牛排。吃红肉或者其他比较油腻的东西时，也可以喝红葡萄酒来解腻。

　　在很多城市里，请人吃海鲜是一种高规格的接待。因为海鲜是高蛋白，而且价格贵。但是，海鲜容易腐烂，腐烂就容易产生细菌。白葡萄酒有杀细菌的功能。所以，往往吃海鲜、虾、蟹之类的东西时，要配一点白葡萄酒。

　　酒桌上还有一个错误的习惯，就是很多人喜欢喝碳酸饮料。碳酸饮料往往会产生很多二氧化碳，二氧化碳可以刺激胃黏膜，使胃酸分泌增多，导致胃炎、胃溃疡。所以，喝酒的时候，最好不要喝碳酸饮料。有些人鸡贼，喝酒时偷偷放点饮料，以为度数下来了，对自己的身体伤害会小一点，而且还显得能喝一点。实际上，这是"聪明反被聪明误"。

专家暖心提示

　　李军祥（北京中医药大学东方医院消化内科主任医师）：有的地方吃海鲜时，为了彰显海鲜的新鲜，还特别喜欢吃刺身，一些日本料理店里面也经常有刺身、生鱼片。在吃这些东西，尤其是生东西的时候，要喝白葡萄酒，而不是红葡萄酒。

快速醒酒有绝招

　　曾经有一条新闻，说在俄罗斯，因为天气寒冷，每年都有几个醉汉醉酒后回不了家，露宿街头，第二天被冻死。家里正为他的离去而悲痛欲绝时，他却变成报纸上让人看了之后忍不住喷饭的一个笑谈，岂不滑稽？如果真有胆子出去跟人拼酒的话，最好还是先学一点解酒小妙招。

　　解酒妙招，民间倒有不少，譬如酒后洗澡、喝茶、喝咖啡、催吐等。但这些妙招多系以讹传讹，有的不但不能解酒，反而对身体有害。

　　先说酒后洗澡。喝酒之后，浑身酒气，别人闻起来不爽，自己也觉难受。这时候，有的人就洗热水澡，想让酒精快点挥发，解酒快点。但是，喝酒以后洗澡，能量消耗太多。若喝酒的时候又没吃什么主食，还容易导致低血糖。有高血压的话，血液循环加快后容易中风。所以，不建议酒后洗澡。

　　再说酒后喝茶。茶叶里面有咖啡碱。喝酒以后，乙醇变成乙醛；再喝茶的话，茶叶里面的咖啡碱，会使乙醛更多更快地达到肾脏，从而导致肾脏受损。因此，酒后也不宜喝茶。

　　接着说酒后喝咖啡。喝咖啡有让人兴奋的功能，喝酒本身也让人兴奋，因此，喝完酒后再喝咖啡，就更容易兴奋、撒酒疯。而且，即便喝酒后兴奋被抑制住，喝咖啡也会使人重新兴奋起来。另外，刺激性的东西，像咖啡里的咖啡因会伤胃，因此喝咖啡对胃有刺激。酒对胃也

204

有刺激，两者加起来，往往容易导致胃受伤更厉害。对喝酒的人，尤其是胃有毛病的人，建议酒后慎喝咖啡。

最后说酒后催吐。很多人逞能，自称能喝酒，实际上跑到厕所里面，把酒吐出来了。催吐这个法子，只需抠抠嗓子，就能把喝的东西全吐出来，既不需要胃来吸收，也不需要肝来排毒，减轻了脏器的负担，看起来两全其美。殊不知，身体对酒吸收得很快，再催吐，已经没啥效果了。另一方面，长期催吐的话，胃跟食道的接口——贲门就会松弛，这容易导致胃食管反流病。经常有喝酒的人，胃酸倒流，出现泛酸、烧心、打嗝这些表现。所以说，催吐这个方法偶尔用一次还好，不能常用。

既然这些方法都不甚好，而通常很多人喝醉之后，不只第二天难受，可能之后一周身体都不舒服，所以，就要想办法缓解醉酒。这时候，不妨尝试一下下面这些方法。

建议喝点蜂蜜水。蜂蜜水里面有果糖，可促进酒的分解和代谢。经常泡一杯蜂蜜水，能缓解头晕症状。还可以喝橘子皮水。橘子皮最好用新鲜的，不要用陈皮。因为新鲜的橘子皮维生素 C 含量比较高。然后，用开水把橘子皮冲开，每次喝 50 毫升，一天喝三次，就可以了。

吃白萝卜也是一个不错的选择。白萝卜清脆、好吃，里面有维生素C，可帮助解酒。另外，它还含有 90% 多的水分，可以稀释酒。但要记得，不能用胡萝卜代替白萝卜，因为胡萝卜主要是维生素 A，而维生素 A 不能帮助肝脏解毒。

如果喝酒以后，第二天头疼、头晕，那么，可以多吃番茄和喝番茄汁。番茄汁一般喝三五百毫升都没问题，它能帮助缓解头痛、头晕症状。

倘若喝酒之后酒味难消，那么，可以吃柚子。有条件的话，也可以用柚子蘸点白糖吃。柚子能解口内的酒味。

专家暖心提示

李军祥（北京中医药大学东方医院消化内科主任医师）：经常有人酒后喝浓茶，这是不好的，尤其对肾脏有毛病的人和老年人来讲，这种喝法更要不得。

喝酒喝到急诊室

提起急诊室，大家脑海当中可能有一个惯常的场景想象，就是大量酒鬼闯入。医院碰到的酒鬼很多，而且多是酒精中毒。

喝酒分状态，根据喝酒的程度不同，一般有三个阶段。第一个阶段的表现是兴奋。有的人在路边一兴奋，两句话说不到一块儿去，抄起酒瓶子就跟人打架，结果把人打进抢救室了。还有的人酒喝多了开车，容易撞人——现在因为有立法，酒驾现象变少了。

第二个阶段的表现，用医学术语讲叫共济失调，即走路不稳，恶心呕吐。走路不稳，大不了摔个屁墩，问题不大，但是恶心呕吐，特别是对于已经喝多的人来说，有时候挺危险。这分情况，如果是自己主动去吐，神志还很清醒，那就没有问题；但是，如果这人喝得更多一些，把他扶到床上睡就没有人管了，这人到第二天早上可能就死了。

之所以把喝醉的人放在床上躺着会出现危险，是因为：一、酒喝得比较多，人的意识状态更差一些。二、平躺在床上，如果人胖一点、不好翻身，又吐了的话，吐出来的东西没有及时清理，就容易被人吸到肺里或者气道里。如果人醉得再深一点，咳嗽反射也比较差的话，可能一下就窒息了。曾经就有这种案例，有的人喝酒其实不多，但最后因为窒息死了。

第三个阶段叫昏迷期。就是喝到昏迷了，喊他没反应。昏迷期也分深昏迷和浅昏迷。浅昏迷相对好一点。深昏迷的话，就可能影响到呼吸，到最后不喘气了，出现直接喝死的状态。当然，有的时候也会出现一些低体温，比如天不是很凉，没有盖被子，但是这时因为酒精的作用，人的身体会出现低体温。这样危害很大。

喝酒的人被送到医院后，比常人的酒精含量高，有可能比较兴奋、易激动，动不动就跟人吵架，不太配合治疗，这时医生和他们打交道要格外小心。

有些人酒量很大，有些人沾一点酒就醉，但是对每个人来说，酒精的致死量是差不多的。也就是说，一个不能喝酒的人和一个非常能喝酒的人，其致死量差不多。一般情况下，致死量是一次喝二百五到五百毫升纯酒精。譬如五十度的二锅头，如果喝四瓶是一千毫升的话，纯酒精大概有五百毫升，基本上就能致死了。但是，如果喝酒的时候不一口闷、不一气喝二百五到五百毫升，即便是达到致死量，也不会每个人都致死。因为人体有一个酒精代谢的过程，人在喝酒的时候，一边喝，一边也在代谢——每个小时，人体的酒精代谢量大概是七克纯酒精，按毫升数算，就是九毫升。如果喝得很慢的话，就可能一直达不到致死量。

实际上，只要喝酒，就可能酒精中毒，一般人们不怎么在意它，但有几种情况是需要去看医生的。如果喝完酒，吐得比较厉害，有一点脱水的表现，就需要到医院。另外，呕吐本身对胃也是一个刺激，再加上酒精的刺激，有时候就会有急性的胃黏膜损伤。有的人吐到后面会吐血，很明显也要去医院。还有一些是喝得特别多，喝到深昏迷，出现呼吸不规律，掐他一点反应也没有。这个时候，需要有人看着他，最好是到医院看看。

专家暖心提示

　　刘业成（北京协和医院急诊科医生）：如果把人灌醉了，那么比较安全的做法是，给他摆一个好一点的体位，不要平躺着，特别是很胖的人。可以让他侧着身子，这样吐出来的东西就直接流下来了，而不会被他吸入肺里或者气道里。

喝酒又吃药，风险多多

　　尽管我们常常会被人劝酒，但在用药期间，喝酒还是应该慎之又慎。

　　在用药过程中喝酒，会产生双硫仑样的反应。双硫仑是戒酒药。通常情况下，酒精的代谢途径是这样的：酒精通过乙醇脱氢酶，可以转换成乙醛。乙醛毒性非常高，容易在人体内造成中毒。人体为了代谢它，就用乙醛脱氢酶使之变成乙酸，再通过肝，将乙醛代谢成水和二氧化碳。这样就没毒性了。而双硫仑刚好阻挡了这个步骤，让乙醛没办法成为乙酸。所以吃了戒酒药之后再喝酒，会让人非常难受，通常表现出脸红、恶心、呕吐，然后头晕、低血压。血压低了，就会眩晕，进入休克状态，心发慌，脸苍白，冒虚汗，这些就是双硫仑样反应。这个方式通常被用来戒酒，而临床上的一些药往往由于和双硫仑有相似的结构，也会在这个环节阻断乙醇的代谢，让有高毒性的乙醛在身体内蓄积。

　　这类药通常是一些处方药，需要医生开处方，比如甲硝唑、呋喃妥因、格列本脲等。甲硝唑，牙疼的时候可以用到。呋喃妥因，泌尿系统感染可能会用到。格列本脲，一般糖尿病人会用到。最常见的是头孢类抗生素。现在老百姓对头孢类抗生素的认知率比较高，肺炎或者其他地方感染了，都会用到头孢类抗生素。

　　吃头孢类抗生素的时候不能饮酒。紧急从酒桌直接运到急诊室抢救的人，通常都是用了头孢类抗生素。他们可能由于感染，去医院输液，输了头孢类抗生素，之后又被朋友拉到酒桌上面去喝酒，喝的量比较多，就造成了一些反应，直到最后休克。喝酒休克是最可怕的，别人不会以为他的身体出了问题，而会认为他喝醉了或者装睡不想再继续喝，然后几个朋友就把他送到家里不管了。这个时候没有医疗人员看护，不能及时抢救，他可能就死了。

　　所以，对于酒桌上的朋友，一定要知道他是不是在用药，如果他在用头孢类的药，就不要用力去劝酒。还要看他是不是敏感体质，如果他对酒精特别敏感，就也不要劝酒。

　　还有一些人不在酒桌上喝酒，喜欢自己在家里喝酒，尤其是喝红酒，因为红酒有一点美容作用。美国著名歌手惠特妮·休斯顿的死因就是服用了安定类药物阿普唑仑的同时饮酒，结果，阿普唑仑的浓度在体内瞬间变得很高，抑制呼吸，导致窒息而死。

　　有时候迫于应酬，虽然之前已经吃了药，但是第二天又必须喝酒。这种情况下，在看医生时，就要跟医生说明给你开一个不需要禁酒的药。另外，有些药经过一段时间，会在人体内被代谢后排泄掉。可能经过八到十小时，绝大多数药就从体内清除了，那么间隔这么长时间之后，再喝酒也是可以的。

专家暖心提示

冀连梅（北京和睦家康复医院药房主任）：最开始，有一些人喝酒成瘾，又有很强烈的戒酒欲望，在国外有一种药叫双硫仑，是用来戒酒的。

喝酒喝成精神病

常言道："喝小酒怡情，喝大酒伤身！"喝酒一般分三个级别，类似金字塔结构。最底层的叫社交性正常饮酒，大部分人喝酒属于这种情况。如果喝酒不加节制，经常喝醉，就叫酒滥用，属于中间层了。当然，有的人并不是自己想喝大酒，而是被迫应酬。偶尔这样应酬一两次还可以，要是总这样，就要警惕了，否则很容易一下子就迈到酒依赖。酒依赖属于最顶层，只有很少数人喝酒会达到这种状态。一旦形成酒依赖，就必须治疗。

酒依赖，包括躯体依赖和心理依赖，临床表现有七条：第一条，强制性的饮酒渴求。即必须喝酒，不喝就难受。第二条，酒滥用的时间间隔确定。到一定时间，就必须喝酒，不喝就难受。比如每天有规律地喝酒，如果哪天不喝，就浑身出汗，哆嗦得厉害，心慌气短，一旦喝点酒，就踏实了。比较典型的是，吃饭时，拿勺搁不到嘴里，哆嗦得厉害，但喝点酒就行了。第三条，饮酒高于一切活动。只要有酒，什么都不管，孩子、朋友、工作、娱乐等都不管。只要有酒，什么都行。第四条，酒耐受量不断提高。若一个人长期喝酒，即便一开始只能喝一二两，耐受性不断提高之后，慢慢也能喝一二斤。而且喝完后不睡，因为已经习惯了，对酒耐受了。第五条，喝酒量不足时，出现一些戒酒症状，也叫撤酒症状。比如，一个人平时一天喝一斤酒，某天只喝六七两，那这一天他就会出现手哆嗦的症状。第六条，清晨空腹饮酒。绝大部分有酒依赖的人，早上一睁眼就要先喝两口，完了再洗漱、吃早点。第七条，戒酒以后，反复重蹈覆辙。比如戒酒，戒了又喝，喝了又戒。

以上七条，只要满足其中三条，就算达到酒依赖的程度了。而对其中最重要的一条来说，够这一条就是酒依赖了：如果一个人早上起来空腹就得喝点酒，那么他肯定是酒依赖。

酒依赖病人若不尽快戒酒，几乎很少能活过五十岁。因为人体相当于一台机器，酒精要经过肝脏代谢，若长期大量喝酒，可能导致肝脏损害、肝硬化、肝腹水或者肝昏迷。而且，酒对糖尿病、胰腺炎、高血压等都有影响。同时，在精神方面，酒依赖病人容易出现一些幻觉或妄想。经常有一些酒依赖病人，怀疑妻子有外遇，老是跟着妻子；同时又怀疑邻居盯着他，议论他，说他坏话。

另外，酒依赖也会导致抑郁症。长期喝酒，容易导致抑郁心烦。有的人借酒消愁，越抑郁越喝，越喝越抑郁，恶性循环，就容易形成酒抑郁。也有的人表现出狂躁，喝完酒以后，兴奋话多、斗殴闹事等。后果更严重的是，出现酒精性痴呆。酒依赖者喝到一定年头以后，若做 CT 或核磁共振，就会发现其中大部分人的脑实质萎缩了，在认知功能——记忆力、理解力、反应能力上都比正常人要差，甚至差十几年。比如五十岁的喝酒者，他的脑可能相当于六十岁人的脑。有些长期喝酒的人，到最后甚至傻了。

酒依赖是一种病，自己戒往往容易出问题。有些人想戒酒或者突然得了其他疾病，私自把酒断了，一般在二十小时左右，他就会癫痫发作或者出现谵妄。这时候，只心理疏导解决不了问题，必须进行药物替代治疗。一般可以选择起效快、副作用小的安定类药，比如奥沙西泮、地西泮或者艾司唑仑。但是药物用量一定要从专业角度折合够，若折合不够，也一样无效。通常，一斤白酒可折合四十到六十毫克安定。但不是说始终吃这么大量，要在控制症状两三天后，把量慢慢递减。

专家暖心提示

杜万君（首都医科大学附属北京安定医院精神科主任医师）：酒实际上属于一种精神活性物质，如果不加控制，就容易上瘾。但酒上瘾不像吸毒那样快，一般比较慢，大部分人需要十年左右。

212

车祸后的黄金自救法（一）

经常听到一句话："天有不测风云，人有旦夕祸福。"尽管谁都不喜欢车祸，但是车祸说来就来。一旦发生车祸，时间就是生命。曾有一个报道，一个女人被大货车撞了，七窍流血。当时很多人围过来，却不知道怎么办，然后赶快打122——122是出车祸时的报警台。结果等专业医务人员赶到现场时，女人已经死了。因此，能够学会在第一时刻急救的手段，对于挽救生命来讲，很有意义。那么遇到车祸后要如何急救呢？

　　有个美女刚买豪车，禁不住出门去遛车，不慎出车祸了，胳膊出血。遇到这样的场景，周围的人可能出于各种原因不敢施救。这时，尤其是当自己还有意识的时候，起码得自己救自己。很多人这时候会哭，受伤了哭很正常，但是哭归哭，那也一定要先止血。这时可以进行直接压迫止血。正确的做法是，用棉制品立刻按压。要记着：不管是什么样的出血，动脉也好，静脉也好，毛细血管也好，直接压迫保证有机会把它压住。所以，有一句话叫"没有压不住的出血"。

　　另外，止血的时候，有的人会用止血带。止血带用得不恰当，是比较危险的。因为现在新的"国际心肺复苏指南"说得非常清楚，如果扎止血带超过一个小时的话，就可能出现挤压综合征，也叫急性肾功能衰竭，要截肢的。

213

　　在车祸当中，最容易见的还有：人被从车里抬出来之后，七窍出血。能够从鼻子、嘴、耳朵里头流出血液或者液体，说明这时他颅内可能出血了。颅内出血有通道能出来，问题还不算太大；但是如果把它堵上了，第一会感染，第二就变成脑疝了。如果没有能力进行抢救，不要帮倒忙，赶快打急救电话，不要随便动他，这非常危险。

　　这时候还要注意他的姿势。仰面朝天的姿势不行，因为血如果从嘴里头流出来，就可能把人呛死。另外，当颅内压力越来越高的时候，他会喷射性地呕吐，要是仰面朝天躺着的话，很可能窒息，所以要把他摆成一个稳定侧卧位。当然，对于帮他摆姿势，如果你怀疑他颈椎骨折了，也别紧张，应该说还是比较安全的，只要我们动作正确就好了。

　　出车祸七窍流血时，全套正确的做法是：开始时，展臂；然后把手拿过来，按住；接下来拉他的膝关节，拉成 90 度，直接给他翻个身。伸直的手，手心冲上；弯曲的手，手心冲下，让他舒服一点。气道打开以后，他的呼吸会畅快一些，不至于被呛死。

假如一个人出车祸后七窍流血，一直没有人救他，任血液流干的话，男性流血的量可以占体重的 7.5%，女性可以占到 7.8%。如果不及时进行抢救，那么很可能流到 40% 的时候，人就会面色苍白，肢体湿冷，手心、脚心出凉汗。这个时候，人就会进入休克状态。

专家暖心提示

马桂林（北京市医学会灾难医学分会委员，副主任医师）：

遇到车祸，需要止血时，对女性来说，还有个好东西——卫生巾。卫生巾特别干净，又能够吸血，可以达到很好的止血目的。

车祸后的黄金自救法（二）

车祸是一个多发伤，除了有出血、皮肤破损之外，还有骨折和内脏损伤。骨折很常见，特别危险。

首先是脊柱骨折。脊柱本来是保护脊髓的，也就是高级神经的一种固定物，一旦骨折，它的保护作用就大大下降。这时，稍微有点动作，神经断了的话，就会导致瘫痪，这会给人的生活质量和家庭经济状况带来很多负面问题。

在车祸中"甩了鞭子"，是脊柱骨折的一种表现。一般来说，"甩鞭子"以后，下巴颏儿会贴在胸骨角——胸骨角就是从胸骨上窝往下滑动五厘米左右处高起来的一块。而正常情况下，下巴颏儿是贴不到胸骨角的，一旦贴上，就是脊柱骨折了。

如果脊柱受伤之后感觉到疼，那么不允许做下面三个动作：前屈、侧弯、扭曲，或者弯腰、侧弯、扭腰。如果做的话，就很可能造成脊髓横断伤，即瘫痪，从而造成终身遗憾。譬如小品中演的：有的人可能诱导不当，让受伤者扭头一看，结果高位截瘫了。

车祸的时候骨折，还有一种情况是骨盆骨折。很多女性一听到"骨盆"，就很敏感，马上会联想到生育功能。其实，遭遇车祸不太可能会造成不孕不育。关键是骨盆是保护人体内脏的，内脏里头有肠子、膀胱、输尿管、肾脏等——女性还有子宫，在被撞的过程中，骨盆一旦骨折，就保护不了这些脏器。

曾经有一个十岁的小孩，被一辆拖拉机撞了，两条棉裤腿都是血。医生、护士赶来，却只能眼看着他死掉。因为这个孩子骨盆骨折之后，把后面的静脉丛给撕破了，这是谁也救不了的。还有一个女人，五十多岁，比较胖，下大雪时，骑自行车去上班。脚下滑，一屁股蹲坐到雪地里的冰上，结果就面色苍白、肢体湿冷、手心脚心出冷汗。等急救医生赶到现场时，她因为失血太多，就没有救过来。因此，骨盆骨折不能小看。

骨盆骨折跟脊椎骨折不一样，它特别难判断。受伤之后，如果局部疼，首先要高度怀疑是不是骨盆骨折。最容易的是看肚子疼不疼，如果疼就要注意。但是一旦失血量太大，就可能自己表现不出来，而会变成休克状，比方说面色苍白、肢体湿冷、手心脚心出冷汗。

这时，可以通过其他方法来判断。第一个就是摸肚子，肚子变硬了。因为出血量比较多的时候，会刺激人体的腹膜，使肚子变得非常坚硬。手往上一摸，疼；衣服打开，更疼。这时，首先要怀疑他内脏有损伤。

第二个就是脱裤子，看骨盆和会阴。在现场，一般伤员不让别人随便脱自己的裤子，这时，可以对他说："我是急救员。我能不能给你把裤

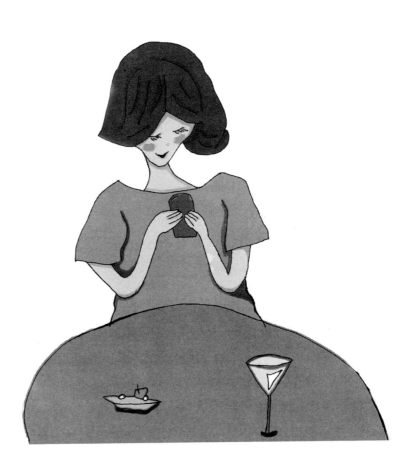

带解开，看一下你的骨盆是不是还在正常位置？"一旦骨盆位置出现不对称，就要高度怀疑他是骨盆骨折。

会阴的话，医生会发现，如果男性的会阴，即阴囊，像紫茄子一样，这一定是骨盆骨折。因为血流不到其他地方去，只能流到阴囊，他的阴囊会因此变得非常大。女性没有阴囊，那么应该看她的阴毛到肛门，如果这里皮下全是瘀血，就要高度怀疑她是骨盆骨折。

面对骨盆骨折的伤员，一般人不能随便处理。因为处理不好，可能会把伤员的骨头、肠子周围的组织磨损坏。比如，有很多人上去就把人的骨盆系上了。骨盆是扁骨，如果前面骨折，系是没有意义的，而且容易错位。而后面关节多，要是有的地方骨折，随便动的话，可能改变它的形状，造成脊髓损伤，进而影响到神经，比如坐骨神经。所以不能随便动他。这时，可以帮他把膝关节蜷起来，蜷十厘米就行了。要让伤员的腿轻松地放着，稍息状态会舒服一点，千万不要呈立正姿势。然后，打急救电话。在现场施行抢救的人一定要保持冷静，不要着急。

专家暖心提示

马桂林（北京市医学会灾难医学分会委员，副主任医师）："甩鞭子"就是开车时，手把着方向盘，脚底是油门、刹车和离合，胸部有安全带固定，而独独脖子没有东西固定，如果前面出现撞击，脖子就会甩一下，像甩鞭子一样。"甩鞭子"以后，一般就是脊柱骨折了。

车祸后的黄金自救法（三）

出车祸时，如果是在车上迎面被撞，先撞到身上的一般是方向盘。这样受的伤，叫方向盘伤。

胸部里面有肺、心脏、胸腔、大血管、食道等。如果方向盘撞到胸部，出现冒着淡淡的粉红色的小泡泡这种奇怪现象，就是里外相通，即胸腔跟外界相通，也叫开放性气胸。这时摸气管，会发现气管偏到对面了。里外相通以后，胸腔里就不是负压了，吸气时就会挤压部分肺脏。肺脏是气体交换的地方，吸进氧气，吐出二氧化碳。被挤以后，它就失去这个功能，会造成严重缺氧，然后，人就会面色苍白、肢体湿冷、手心脚心出冷汗，嘴唇、指甲盖呈紫色，并摔倒。

遇到伤员里外相通时，要进行局部压迫止血，使劲压住伤员，直到不吐泡泡为止。但是，要注意不能让伤员躺平，以保证他呼吸通畅。然后拿塑料袋，用不干胶三面贴牢，吸气时，把手按紧；呼气时，把手松一下；再吸气时，再按紧……这样，外面的气就进不来，里面的就可以出去。在没有不干胶的时候，也可以让伤员自己按住。要提醒大家的是，抢救这样的伤员千万不要图近，送到小诊所去，那可能延误治疗，而要送到有胸外科的医院里，尽快进行手术治疗。

除了冒泡泡，伤员胸部受伤以后还有一种情况是，气管也偏到对面去了，但是没有伤口，看不出来。因为它是闭合性的。把衣服打开，会发现一个特别奇怪的现象：胸部有一块儿总跟人的呼吸相反。比方说人吸气时，胸廓应该是胀大的，但它突然凹陷；而人呼气时，胸廓应该是变小的，它又外凸了，这叫作连枷胸。它的致死率极高。它说明三到四根肋骨完全断掉，不能够支撑胸壁了。这种情况下，要立刻叫急救医生，一般人是操作不了的。

被方向盘挤之后，主要是胸部受伤，往下就是腹腔了。腹腔里有一些重要器官，如肝脏、脾脏、胰脏、肠腔、肾脏、膀胱等，女性还有子宫、输卵管。当方向盘挤到这儿时，也非常危险。内脏出血最初几分钟是没有感觉的，当有了感觉以及腹膜的刺激症状之后，伤员已经叫不出来了。因为这时出血量已经很多，休克也很严重了。就是说，这类伤员从正常状态到要死掉会很快。曾经有个小伙子开车，钻到一个大车底下去了。当时他身上没伤，但是方向盘挤了腹腔。119迅速地赶到现场，破拆之后，他自己爬出来了。医生建议他到附近大一点的医院去检查，小伙子不去。医生说："就算你骂我，我也要给你送到医院去。因为这个位置非常危险！"就把他送到急救车上。开始他的血压还比较正常，但过了八分钟就休克了，肚子也是硬的。进入手术室抢救，把肚子打开一看，他的肝脏已经破裂出血。

一旦被车或者其他重物给压得不能动了，这时有一个原则：如果一个人被重物压了，在十五分钟之内，能够弄出来，尽快弄出来；超过十五分钟，就暂时先别动了，要尽快输液。如果被重物压了四十五分钟以上，那么要求在移开重物之前，输大量的生理盐水和含钠离子的碱性药物，把钾离子逼回去，让伤员尿出尿来，再把重物拿开；否则，被压超过一小时了，上去直接拿开，伤员就可能很快死去。

这是因为，人的背部、臀部、四肢的大面积肌肉被重物压一个小时以上，有可能变成挤压综合征，也叫创伤性急性肾功能衰竭。其中的道理就是，重物压到人身上以后，人的肌肉就失去了血液循环，肌肉膜就会破掉。肌肉膜破了，一些平常出不来的肌红蛋白就出来了。这时，若把重物突然拿开，没有做任何处理，这些肌红蛋白就会顺着血流全身走。它会经过肾脏，肾脏有基底膜，有毒有害的东西可以漏下去，但绝不让蛋白质通过，可惜它挡不住肌红蛋白。这样，就会把人体的下水道——肾小管堵住。肾小管堵住以后，尿不出尿来，人随时产生的毒素和酸性物质出不来，就会导致酸中毒。这本是要威胁人的生命的，但是人体内有一个保护机制，就是细胞当中有钾离子，它是碱性的，人体变酸性了，它就会出来对抗、中和一下。

专家暖心提示

　　马桂林（北京市医学会灾难医学分会委员，副主任医师）：出车祸后，如果钻到大车底下去了，这时不但要拨打120，还要拨打119。因为钻到车底下，想把伤员弄出来的话，要有破拆工具。

车祸后的黄金自救法（四）

　　车里有很多急救工具，平时开车以及出车祸的时候，要怎么用它们呢？

　　关于安全带，有的人认为，开车到一定速度时才需要系，开得特别慢时没必要系。实际上，大家一定要有忧患意识，在低速时不系安全带，也是有问题的。

有一些人系安全带非常正确，把胸和腹全都固定住了。但是有些人把安全带放到腋下，固定不了上边，这比较危险。还有一些人把安全带系到脖子部位，一旦受到冲击，就可能把颈动脉给冲击了，这时，往往就像刀子一样地把这个人给杀了。还有些人把横向安全带系到了腹部，也非常危险。所以系安全带一定要正确地从肩膀这个位置开始系，到达髋部，旁边有调节。

在车上，名字跟"安全"直接相关的，除了安全带，还有安全座椅。有些人认为三岁左右的孩子才需要坐安全座椅，因为小婴儿放在车上，很安静，会自己睡觉，而三岁时很调皮，坐安全座椅会安全一些。但是，事实上，孩子不管多大，上车就要坐在安全座椅上。英国有一个法律上的要求，就是十二岁以下的孩子，法定要用安全座椅。即便十二岁的孩子已经长得很高了，也还得坐安全座椅。

安全座椅分年龄，有不同型号。有的家长觉得一个安全座椅很贵，然后孩子长大了，还不肯换。这非常不安全。因为安全座椅是完全按照孩子的体形来设计的，有年龄限制。孩子把头放在里面，可以固定住。

跟安全相关的还有一个名词，是安全锤。安全锤挂在车上某个部位，要把它取出来，很简单——把固定在上面的东西一抬，它就出来了。拿到安全锤，最先应该砸车玻璃下角。因为玻璃有胶固定，旁边的角是比较脆弱的。

有人说用背枕或高跟鞋去撬、砸。但是，很多人做了用高跟鞋和背枕砸车窗的实验后，效果并不好。一是砸得没有力量，二是也没有那个空间。

除了一般的用起来很费力的安全锤之外，还有一种安全锤，像圆规，很小。里面有一把刀，可以把安全带一下子给拉开，还有个东西可以把玻璃给弄碎。用它的话，就不用费力去砸车窗了，直接使劲一摁，车玻璃就碎了。这个工具并不是车上必备，需要自己去买，很便宜。

常说一句话，叫"水火无情"。如果遇到车祸，车掉到水里，出不来的话，那么一定要记着，在车往下掉的过程中，迅速解开安全带，然后在掉下去的一分钟之内，趁发动机还开着，遥控还可以用的时候，立即打开车门。如果已经掉到水里了，你就会漂在水里。这时，安全带虽然解开了，也一定要抓住车门把手，让自己不要来回漂，把车门打开以后，快速逃出去。但是在逃的时候，要注意往哪儿逃：清水，我们可以吐泡泡，泡泡往上走，就跟着泡泡走；浑水，吐泡泡不行，看不清，或者在黑暗中看不到，这时候很简单，发动机在车头，车头又特别沉，而且在行驶中会发热，所以它一定会往下走，你觉得哪个地方热了，往反方向走就会出来了。

汽车出了车祸或者故障后，失火也是一个特别常见的现象。有的人走着走着，就发现旁边的车开始冒青烟。这时，可以使用灭火器——每辆车在后备箱都有一个灭火器，这是常备的。在使用灭火器时，要注意：第一是拔。要拔掉保险销才有用。第二是压。压下压嘴阀，对准火的根部推进，把火灭掉。但是在灭之前，要看一下压力指示表——如果它在黄区或者绿区，说明压力足够，可以用；如果它到了红区，就不能再用了。所以，要经常检查，经常更换。

专家暖心提示

马桂林（北京市医学会灾难医学分会委员，副主任医师）：有的家长认为，不用买儿童安全座椅，在车上直接抱着孩子就好。这非常危险，因为当车祸来临时，家长肯定是首先保护自己的孩子，但是实际上，没有任何一个人能够抱住孩子。所以，安全座椅是孩子们的保护神。

高精尖的旅行医生

医生的专业分科中，竟然有一种职业，叫"旅行医生"！

旅行医生这个职业出现得非常晚。在中国，也就是最近二十年才有的。而真正出现旅行医生，只是近五年的事情。旅行医生有两个重要证书，一个是国际旅行学会颁发的国际上旅行级别最高的职业证书。目前，中国拥有这种证书的只有二十五人。另一个是中国国际旅行卫生保健协会和国际组织开展的一个合作，即把中国的医生派到国外的旅行诊所进修，通过考试才颁发的证书。国际上旅行医学比较发达，特别是欧美地区。美国 CBC 写的一本书，是旅行医学业内所说的"黄皮书"，是全英文的；书里面的很多传染病单词还是拉丁文的。另外，这个考试的卷子也是全英文的，要考四个半小时。所以要想真正考过很难。即便如此，"有志者事竟成"，现在考过这些证书的人，有的岁数还很小。

从广义上讲，旅行医生针对的是健康人，就是去旅行、工作、移民，甚至维和的人。国家领导人出访，全部要注射旅行医生提供的疫苗。因为世界卫生组织要求，化热病疫苗要强制注射，其他一些疫苗推荐注射。比如中国领导人到非洲去，根据世界卫生组织要求，必须注射化热病疫苗，还有给他们提供的健康证书。

现在进入了互联网时代，在网上获取的信息量可以无限大。在互联网上能查到特别多的旅行攻略，足以满足外出旅行的需求。但是对于旅行卫生方面的旅游攻略，还是要请教旅行医生。互联网上有关旅行医学方面的攻略，全是中国国际旅行卫生保健协会在1997年、1998年组织很多医生从国外文献中翻译出来，并通过中国国际旅行卫生保健协会的网站被转发的，里面很多内容实际上已经过时了。疫区变化非常快，五年就有很大变化，所以那些知识需要不断更新。而且那些知识比较大众化，只是给大家传播一个概念，真正每个人、每个家庭要到特定的地方去，还需要旅行医生提供专门服务、开专门的旅行医学方面的处方。比如有一次中国旅行者到美国，有的老人家本身有哮喘病，就带了中药，中药里含有麻黄素成分。麻黄素在美国是不允许进口的，而且她带的量比较大，所以下飞机以后，美国的一些缉毒犬就发现了。老人家就被请到小黑屋里，整个旅游团当天的行程全被影响，最后还惊动了大使馆。遇到这种情况，需要跟医生好好地讲，详细了解，甚至这个药也可以带，但是一定要有旅行医生提供的处方，证明此药是个人服用的，这样美国会接受。当然，中国国际旅行卫生保健协会也有资格开具这种证明，这些都是需要旅行医生提醒患者要关注的。

另外，现在很多人到东亚去，其实在佛教地区，包括泰国，小孩的头是不许摸的。还有到西亚地区，它的宗教里规定，女士要从头包到脚。旅行者也必须这样，否则沙特阿拉伯肯定是进不去的。所以说，这些宗教、法律方面的因素旅行医生都需要知道。

实际上，中国国际旅行卫生保健协会在全中国有将近两百个会员单位，分布在全国各个口岸地区。这种诊所不在医院，也不在防疫站，是单独的地方。但是，它是公立的机构。它们的名字，在上海叫"上海国际旅行卫生保健中心"，在北京叫"北京国际旅行卫生保健中心"。

如果要找这些门诊部，可以在网上搜。现在各个保健中心都有自己的网站。另外中国国际旅行卫生保健协会也有自己的官网。还有一个旅行健康网。大家可以通过这些网络，了解更多的知识，然后预约。预约以后，定了具体时间，就可以跟大夫见面了。

费用是一次一次地支付。旅行医生的收费情况不太一样，根据所处地区，比如北、上、广这些经济比较发达的地方，要稍贵一些。上海最高可能是八百。有些地区，也提供免费服务。比如北方的沈阳、大连，南方的深圳，都没有收费。

专家暖心提示

　　刘智勇（中国国际旅行卫生保健协会旅行医生）：旅行医生，严格来讲，就是天文、地理、历史都要知道。比如到非洲去，要考虑季节因素。非洲有干季、湿季。干季的传染病就少一点；但在雨季，河水泛滥，有很多寄生虫，传染病也多了，特别要关注。

一只蚊子引发的惨案

蚊子，可以说是国际旅行方面的一个天敌，是伴随着旅途不可避免的一个因素。

现在，中国的国际旅行越来越普遍。年轻人、背包客，甚至进行荒野求生、探险旅行的人也越来越多。所以，接触环境不太好的地方的概率，也越来越大。平时被蚊子叮的次数多了，可能很容易忽略蚊虫叮咬。但是，有些蚊虫叮咬会有致命伤害。

几年前，某省卫生厅的一个领导到非洲去，忽略了蚊子。结果回来得了疟疾，到医院就诊时，因为当地医生没有旅行医学的概念而误诊了。然后，他就去世了。

在中国，疟疾特别少见。但最近输入性的疟疾越来越多，很多劳务人员回来时感染了疟疾。中国疟疾死亡病例最多的时候，每年有四十多例。所以到非洲、东南亚、美洲甚至中国的海南岛，都要了解一些防蚊知识，并做一些准备，这很重要。

通常人们怕被蚊子咬，就用花露水、驱蚊霜，或者搭蚊帐，给小朋友用避蚊环。但是去疫区的话，这些东西都不管用，世界卫生组织推荐的"长效驱蚊霜"才管用。它含有 DEET 成分。如果想达到好的防蚊效果，包括衣服在内，都需要通过 DEET 浸泡。

DEET 是一种避蚊胺。普通的花露水里面都不会有避蚊胺。因为这是一种专门药物，只有在特殊用途里才会用到。在超市和一些药店里，根本买不到它。目前只能在旅行卫生保健中心得到这个药物，CBC 也开始有了。

张北大草原做音乐节，很多年轻人趋之若鹜，但是那儿的蚊子非常厉害。不光张北，东北地区的蚊子也很厉害。有一种说法是，东北的蚊子可以抓过来做一盘菜。但是去那里，涂了 DEET 这种药之后，蚊子就不叮了。

有一个人本身是蚊子最爱的那种人，去哪都被叮得浮肿了似的，后来涂了 DEET 以后，眼看着蚊子在他周围盘旋，随时想下嘴，但是始终没有咬他。

涂上这种药之后，连蚊子都不想靠近，并不是因为它有什么气味。这种药有一种生产工艺，通过这种工艺，可以做到使药无味无色，而且抹在身上没有感觉，还很安全。世界卫生组织对这种药物进行了研究，两个月以上的婴儿使用都没问题。全世界旅行医学的医生都会推荐它，它是防蚊虫叮咬最有效的一种方式。包括有些蚊帐也是被避蚊胺浸泡过的。

含 DEET 的长效驱蚊霜非常有效，但并不意味着它的浓度特别高。因为它里面的有效成分是 DEET。作为一般民用的话，DEET 达到 15% 就够了。但如果是专门用途，比如用于维和部队、真正进行荒野求生的那些人，它必须要达到 20% 甚至以上。如果低于 10%，效果就不太好了。所以买的时候，要看它的含量，含量超过 15% 才会真正有效果。

其实作为旅行者个人来讲，也可以自己制作——买了药水放在水里，然后把旅行要带的衣服、蚊帐泡在里面，晾晒以后就可以达到一定效果。

专家暖心提示

刘智勇（中国国际旅行卫生保健协会旅行医生）：出去旅行，特别怕两件事：一是晒黑，二是被蚊子叮。尤其对爱美的女生来讲，防晒是第一位的。但是要注意，防蚊的 DEET 和防晒要分开涂，至少隔半个小时。如果防蚊的 DEET 跟防晒霜同时涂，因为药物之间的相互作用，防晒效果和防蚊效果就都会相应降低，这是需要特别关注的细节。

意想不到的旅行杀手

出外旅游，究竟什么事最危险？

曾经，埃博拉病毒闹得很凶。世界卫生组织甚至把它提到最高响应级别了。它引起发病以后，致死率可高达 90%。但是在旅行中，这个疾病还不是死亡率最高的。死亡率最高的是狂犬病。现在养狗的人多，随便抛弃狗的行为也多，野狗也随之增多。如果外出旅行碰到野狗，最好不要碰它。被来历不明的狗咬伤、抓伤之后，即便之前打过狂犬疫苗的人，也必须到当地医院补打，加强作用，不能掉以轻心。因为狂犬疫苗不是打一次就一劳永逸，而且狂犬病发病以后死亡率是 100%。

但是，即便如此，出行最大的威胁也不是狂犬病，而是交通意外。从统计数据来看，旅行者在旅行中碰到的最高发意外是交通意外。因为到国外旅行，一定要借助交通工具，但是到了新环境，对当地地理环境、使用车辆的状况、驾驶人员的基本情况都不了解，这就会导致很多意外发生。另外，从个人角度来讲，很多旅行者到国外之后，会很放松，一放松就忽视了交通规则，从而导致意外发生。比如，在中国大陆是靠左驾驶，而在一些国家是靠右驾驶。除了习惯问题，还有一些国家对驾驶有一些很苛刻的要求。比如沙特阿拉伯女性不能驾车，即便蒙上黑袍子也不行，否则是要被抓起来的。在澳大利亚驾车时，手和头不能伸出窗外。很多人喜欢把车窗摇下来吹风时，弹弹烟灰，和后面招手；或者站在天窗处吹风,这在澳大利亚都不行,是要触犯法律的。而且若发生交通意外,会非常麻烦——语言不通,对当地医疗资源也不了解,若是大事故,如果抢救不及时,生命可能就此断送。

出外旅行,还有跟环境相关的危险——意外伤害。对于旅行者来说,意外伤害的危险排在第二位。意外伤害包括扭伤、摔伤、在海边被礁石和一些海洋动物扎伤等。经常说"上天入地下海",很多人喜欢在大海里赤脚踩海浪、潜水等。但即便有教练陪着,也不能把自己的安全寄托在别人身上。下海时,自己一定要知道一些危险的存在:首先,刚下飞机时,尽量不要潜水。当然,潜水以后,也不要马上坐飞机。坐飞机和潜水之间,要有时间差。否则,由于气压原因,人体可能产生不适,严重的话,甚至有生命危险。其次,在潜水过程中,要注意自己有多大能力就潜多深的水,不要勉强。再者,潜水时,要避开礁石、珊瑚等。很多人好奇,用手去触摸礁石、珊瑚、海蜇等,这很危险。有一个小伙子潜水,离礁石很近,就被海星的刺把脚掌扎穿了。而且,这种事情常有发生。

海上有危险,高原地区也不安全。有一个专门名词,叫高山病。现在,很多人到离天最近的地方朝圣。西藏高海拔地区氧含量很低,一般人到那里都会有缺氧、头疼、呼吸困难等症状。更严重的则会发生肺水肿、脑水肿。上海曾组织了一支去阿里登山的队伍,经过专门训练,也比较专业。其中有个非常年轻的女孩跟着队伍一块儿上山时感到不适,但是碍于面子,她就逞强,结果发生了严重的脑水肿。昏迷以后,再也没抢救过来,一个年轻生命就这么陨灭了。所以,在大自然、疾病面前,千万不要逞强。

当然,列出出门旅行最危险的几种情况,绝不是让大家哪儿都不去,而是要聪明地去。比如,先看一些书了解当地风土人情,再把安全和健康结合起来，来一次比较愉快和有感触的旅行。有时，真的要多了解一些讯息。如果因为无知，违背了旅行本意——本是去找快乐，找心灵安慰，结果却受伤了，这就不值得了。

专家暖心提示

刘智勇（中国国际旅行卫生保健协会旅行医生）：礁石上一般有很多牡蛎，它们很尖锐，离得太近，皮肤就会被划伤。如果被划伤，那么一定要清创，即把伤口扒开，用清水冲洗干净，自己先简单包扎一下，再赶紧去医院，找专业医生帮忙处理。

海外旅行你看不到的痛

出外旅行，除了要预防疾病和意外之外，还有一个需要注意的就是心理问题。

旅行中，心理可能会经过三个阶段，即所谓旅行心理方面的"三重唱"。第一阶段是蜜月期。就是旅行中怀着美好愿望，看什么都非常完美。第二阶段是挫折期。因为人的情绪不会总在高点，它会由波峰到波谷。如果人的情绪到波谷，就到了挫折期，这时他眼里所有事情都不那么完美了。第三阶段是适应期。一旦经过蜜月期、挫折期以后，人慢慢回到正常心态的话，就到了适应期。这个时期，他会把痛苦变为享受，抚平伤口，继续前进。

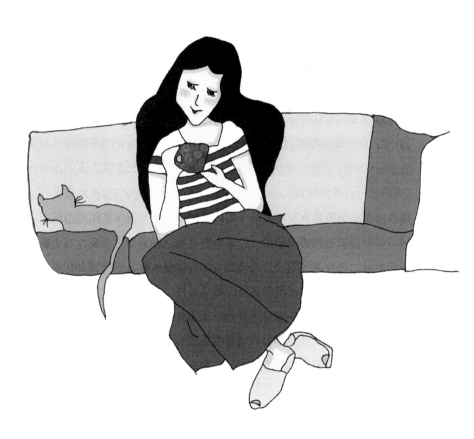

　　每个人都可能经历"三重唱"的旅行心理，尤其是一些特殊人群。现在，到国外留学、去享受国外教育资源的人群越来越年轻化，很多小学、中学毕业的小孩被送到国外；还有人生活富裕，想享受国外的教育资源、养老资源，换个活法，所以投资移民大量出现；还有一些劳务人员，以及毕业之后就出去旅行，体验大千世界的"毕旅族"。这些人都会产生"三重唱"的旅行心理，避免不了。

　　之所以会产生挫败感，是因为陌生环境对人的一种冲击。比如报纸上经常能看到中国学生到国外留学，把自己的导师杀了或者把自己的室友杀了。这可能就因为他很小就去留学，始终处于挫折期，一直没有恢复。始终压抑，压抑到最后，这根弦崩断了，他就会做出不可思议的事情。

　　还有，很多老人到国外，本来是去享受"好山好水好空气"，结果等待他们的却是"好山好水好寂寞"。这里面最关键的就是寂寞问题。一些经常到国外参加国际会议的人，碰到中国的这些老人，会发现这些老人只要一见到国内的人，就拉着这些人的手不让走了，他们非常想交流。

　　另外，现在很多年轻人追求心灵自由，想和大自然近距离接触，所以做背包客，到西藏、到野外度过一段时间。结果，到了拉萨等著名旅游点，早期他会觉得一切都很完美，都和大自然很接近；但是过了这段时间以后，他又会觉得一切都没意思。而且当时想回来，但又不想半途而废，这个时期是最难受的：觉得一切都没意思，跟谁也不想交流，还不能说，还得继续往前走。

　　而且，旅行回来之后还有一个时期。即到一个新地方去，当地的人文地理对人有一个正向冲击，回来之后也会有一个时期，叫逆向冲击。就是好不容易习惯了，然后又变了。比如到国外留学，适应好以后，又回到国内。终于回到祖国，回到熟悉的环境了。但实际上并非那么回事。

因为离开中国的时间毕竟有些长，可能国内的人际关系、做生意方式和在国外受的教育、熟悉的环境又不一样了。所以回到自己的家，同样要经历"三重唱"的心理。

针对这类旅行者，旅行医生建议，这个时期一定要找到发泄情绪的通道。比如跟朋友沟通，一定要把自己的想法、委屈说出来。再比如，多听音乐。尽快脱离这个时期，进入恢复期，情况会好很多。

专家暖心提示

刘智勇（中国国际旅行卫生保健协会旅行医生）：出外旅行，情绪进入挫折期的旅行者，甚至可以考虑在这个地区待的时间长了，换个地区，转移一下，让自己总处于甜蜜期中。不要在一个地方深入泥潭、不能自拔，一定要让自己主动、尽快脱离这个时期。

吃不到位　人在囧途

到一个地方旅行，如果不吃当地特色美食，简直亏大了。但是，为健康着想，在准备享受当地美食时，更要多个心眼。

即便出去旅游带足了钱，住五星级酒店，坐豪华邮轮，吃当地最贵的特色小吃，也依然会出现问题。2009 年，在上海，一艘当时在亚洲非常好的邮轮"钻石公主号"上就发生过一起食物中毒事件：因为制作沙拉用的水有问题，导致诺如病毒传播，全船有 400 多人发病。要知道豪华邮轮上的卫生标准采用的可都是国际标准。

网上有一篇特别热的帖子，叫"全球必吃的五十样东西"。这些东西只要是生的，最好不要吃。下面对其中几样美食进行分析：

东南亚臭豆腐是熟食，在确认原材料安全的情况下，可以吃。但不要在大排档、地摊等地儿吃，去一些健康有保证的地方稍微尝尝倒是可以的——可以到环境里面稍微看一下，大堂、食堂，包括人员是否整洁。

荷兰生鲱鱼确实是美食。在很多人的印象中，荷兰环境保护得很好，吃生鱼应该没有问题，但这并不安全。因为吃生食大多跟当地传统有关。过去，荷兰是一个渔业国家，生活条件不很发达。这种吃法本身就不科学、不安全。再比如日本吃生鱼片，有很多吃法，也有很多配料。但实际上，这些生鱼片也不安全。因为生鱼片是生食，而且多是深海鱼，现在很多情况下，深海鱼有重金属污染。而吃淡水生鱼片，会有很多寄生虫。

虫子宴，如果是油炸过而且炸透了的话，那么可以尝一尝。因为高温油炸以后，很多虫子会被杀死。

南美猪肠，如果做成熟食，经过充分烹饪的话，就可以吃。但如果是生的，就不要吃。因为猪本身，尤其是肠子里面，有绦虫。

淡水螺，也要小心。不管南方还是北方，夏天特别流行支个摊，卖点啤酒、花生、毛豆，再把螺蛳拿酱油、辣椒一炒，这是有危险的。北京曾经发生过一起淡水螺事件。当时在一个非常有名的四川餐馆，有道名菜叫福寿螺。有二十多个顾客吃了福寿螺之后，不明原因的头疼，身上有出血点。到医院查出他们是因为吃福寿螺，导致了管圆线虫感染。这是真实的例子，当时因为这件事，北京市卫生局在全市提醒大家对食用淡水螺要谨慎。

除了吃的，水也非常重要。现在很多人到印度、巴基斯坦、非洲海地。这些地方，尤其是恒河，经常看印度的片子就知道，人的吃喝拉撒、洗衣服全在里面，而且牛也往里放，还有尸体。在这些地方吃沙拉，沙拉要用清水洗，水的来源易被污染而且可疑。所以到这些地方去，要管住自己的嘴，一方面是吃，一方面是喝，喝一定要喝瓶装水。中国人有个习惯：喝烧开的水，其实这是一个非常好的卫生习惯。

为预防出现吃喝方面的问题，出外旅行时，可提前带一些药；如果到危险地区，一定要带一些有针对性的药物。建议旅行者带一个旅行药盒。这个旅行药盒可以根据旅行需求，找旅行医生专门配备。如果进行短期旅行，可以带七八种小包装的药，像治疗腹泻的诺氟沙星、感冒发烧药等。还可以带一些温度计、创可贴等。当然，根据不同需要，也可以自己搭配。而且这个旅行药盒可以作为家庭药箱，延续使用。

专家暖心提示

　　刘智勇（中国国际旅行卫生保健协会旅行医生）：出外旅行时，有的人配点酒或者芥末当作杀菌药，提前吃了，然后就放开了吃喝。其实，这并没有效果。因为芥末只是一种调味品，不杀菌。酒虽有一定杀菌作用，但效果不大，因为毕竟喝的是酒，不是酒精。

图书在版编目（CIP）数据

这些提醒你要在乎 ／ 《天呐女人》节目组编. —北京：北京联合出版公司，2016.8
ISBN 978-7-5502-8361-9

Ⅰ.①这… Ⅱ.①天… Ⅲ.①女性－保健－普及读物
Ⅳ.①R173-49

中国版本图书馆CIP数据核字（2016）第192881号

这些提醒你要在乎

编　　者：《天呐女人》节目组
责任编辑：管　文
特约编辑：周正朗
封面设计：Metis 灵动视线
版式设计：文明娟

- -

北京联合出版公司出版
（北京市西城区德外大街83号楼9层　　100088）
北京联合天畅发行公司发行
三河市祥达印刷包装有限公司　　新华书店经销
字数126千字　　960毫米×640毫米　1/16　　印张16
2016年9月第1版　　2016年9月第1次印刷
ISBN 978-7-5502-8361-9
定价：30.00元

- -